【改訂版】

鍼灸師・エステティシャンのための

よくわかる美容鍼灸

日本鍼灸と現代美容鍼灸の融合

ハリウッドスタイル
上田式美容鍼灸®

上田 隆勇

改 訂 に あ た り

　平成27年に出版し、4年が経過した。この間に国際美容鍼灸サミットが行われ、また国際美容鍼灸学会という将来研究発表が活発になるであろう団体が立ち上がり、毎年研究発表が行われている。

　国際美容鍼灸サミットでは、これまで本著で明示してきた美容鍼灸の定義がベースとなり、日、米、英の各国の代表が集まり美容鍼灸の定義が作成され採択された。またこれは平成30年に開催された国際美容鍼灸学会でも採択された。これらで採択された美容鍼灸の定義や、まだ草案であるが美容鍼灸ガイドラインも本著で紹介している。安全な美容鍼灸のためのガイドラインで、特に筋肉に対するアプローチの項は治療方針においても安全面でも非常に重要なポイントとなる。必ず心得ていて欲しい。

　また、今回のアップデートでは、本治法として使われる経絡治療と奇経八脈の意義を明確にした。これにより何を目的とし、どこに効かせるのかがより明確になったはずである。鍼灸をする時に、単に経穴を刺激するのではなく、治療全体の中で、その一穴、一穴がもたらす意味を意識して鍼灸をするのと、しないとでは治療効果も雲泥の差となる。一流を目指す読者はぜひこの点を理解するためにも新しく書き下ろした項目を熟読し、治療に当たっていただけたらと思う。

美容鍼灸の定義や安全面でのガイドラインを丹田に落とし込み、どの目的でどんな効果をもたらそうとしているのか、ひとつひとつの鍼にある意味をしっかりと意識し治療に望み、体得していき、目の前のクライエントや将来のクライエントのために進化を続けていただけたらと願う。

令和元年6月吉日
自宅書斎より

一般財団法人 日本美容鍼灸マッサージ協会会長
鍼灸治療院 ブレア元町院長

上田 隆勇

目 次

改訂にあたり……………iii

美容鍼灸とは
―――――概論

美容鍼灸の歴史……………002
古代中国の不老長寿からみる美の知恵……………002
精気神論　三宝とアンチエイジング……………003

美容鍼灸の定義……………006

美容鍼灸の基礎医学……………007
血行改善……………007
マイクロトラウマ・ポジティブトラウマ……………008

美容鍼灸で期待できる効果……………013
1．顔への効果……………013
2．全身の効果……………014

慎重に施術すべき対象と禁忌 ……………015

しわ・たるみの基礎知識 …………019

しわ・たるみ …………019

しわとは …………019

たるみとは …………021

たるみ発生のメカニズム …………021

顔のしわ・たるみの発生要因
　　── 上中顔面部・下顔面部 ── …………023

しわ・たるみに対する刺鍼基本方針 …………025

治療に必要な解剖学 …………026

顔面の筋肉 …………026

顔面の表情筋 …………030

顔面の動脈 …………032

顔面の静脈 …………033

顔面の神経 …………034

美容鍼灸とは──各論 …………035

施術に用いる物品 …………035

リスク管理・内出血対策に用いる道具 …………036

リスク管理・施術前・中・後に行う注意事項 …………038

　　コラム　セミナー受講生の質問から …………040

説明と同意書 …………041

上田式美容鍼灸®の治療手順 …………042

顔の見方 …………049

体
The Body

美容鍼灸における全身治療 ……………052

はじめに ……………052
なぜ古典治療、経絡治療なのか ……………053

上田式美容鍼灸における
経絡治療・奇経八脈の意義 ……………055

顔は心、体、全身経路の状態を表す鏡 ……………055
体の問題を3層にわけ治療する ……………056

経絡治療とは ……………058

本治法とは ……………059
六部定位脈診 ……………059
証の決定と治療原則 ……………061

奇経八脈 ……………063

正経と奇経 ……………063
奇経八脈の治療法 ……………064
奇経の運用 ……………065
奇経八脈の流注と概要 ……………066
　1. 督脈 ……………066
　2. 陽蹻脈 ……………067
　3. 陽維脈 ……………068
　4. 帯脈 ……………069
　5. 任脈 ……………070
　6. 陰蹻脈 ……………071

目次　*vii*

7．陰維脈……072
　　　8．衝脈……073
　　　9．補足……074
　　付録：奇経の主治穴、主治証と診察点（表）……075

顔の悩みに対する特効穴──概論……077

　　はじめに……077
　　血虚・陰虚・陽虚・気虚……077

顔の悩みに対する特効穴──各論
〜臨床上よくみる症状と全身治療穴〜……081

　　神経性皮膚炎……081
　　アトピー性皮膚炎……081
　　ニキビ……082
　　しわ……082
　　たるみ……083
　　顔のむくみ……083
　　眼の下のくま、たるみ……084
　　赤ら顔……086
　　ハリの低下した肌……086
　　顔色不良……087
　　付録：顔の悩みと全身治療穴（表）……088

顔
―― The Face

美容鍼灸（顔への刺鍼）の一般原則……090
　　コラム　セミナー受講生の質問から……093

上田式筋バランステクニック……094

開発経緯と概要……094
治療の手順……096

上田式筋バランステクニック──各論……097

1. ほうれい線……097
2. 口角下端のたるみ……100
3. 笑いじわ……102
4. こけた頬……104
5. オトガイのしわ……106
6. ほうれい線上端のしわ……108
7. 上唇のしわ……110
8. 眼瞼下部から伸びるしわ……112
9. 下眼瞼のたるみ・しわ……114
10. カラスの足跡……117
11. 眼瞼下垂……120
12. 眉間・鼻根のしわ……122
13. 前額のしわ、たるみ……125
14. フェイスラインのたるみ（エラ）……128

ロイヤルリアクティブポイント®の定義……131

フェイスライン、二重アゴ── 天容── ……132
首のしわ、たるみ── 強音── ……134

美容鍼灸に用いる特殊手技
～安全管理、除痛手技について～……137

上田式無痛押手……137
しわに対するアプローチ……138
　毫鍼しわ取りテクニック……139
　上田式皮内鍼しわ取りテクニック──前額部・下眼瞼部から
　伸びるしわ・目元のしわ・マリオネットライン── ……140
上田式アクネ鍼（ニキビへの皮内鍼）……143

アキュレッチ®（簡易版）……144

アキュレッチ®の目的……144

アキュレッチ®とは……144
　　タオルテクニック──ターバン──……146
　　経路小顔ストレッチ──アキュレッチ®施術手順……147
　　タオルテクニック──拭き取り──……165
　　翡翠ローラーテクニック……168
　　パック準備方法……170

ホームケアのアキュレッチ®
〜『「顔ツボ」1分マッサージ』〜……171

　　ほうれい線のホームケア……172
　　フェイスラインがぼんやり……173
　　エラのたるみ、二重アゴ……174
　　目もとがスッキリしない……175

心
─── The Soul

顔は心と体を映し出す鏡……178

　　ストレスとスキントラブルの関係
　　　──西洋医学的視点から──……179

　　陰陽五行ソウルコーチング®（五行ソウルコーチング®）
　　　──問診するときの視点──……180

スキントラブルと臓腑・心理状態の関係──概論
〜東洋医学的視点から〜……183

　　臓腑の生理機能と心理状態……183
　　古典にみられる臓腑と心理の関係……184

スキントラブルと臓腑・心理状態の関係──各論
〜東洋医学的視点から〜·················186

1. 顔と心、体の関係·················186
2. 流注からみる·················187
3. 顔の部位からみる·················188
4. スキントラブルと臓腑、心理状態の関係·················190
   1. 首元·················190
   2. フェイスライン·················190
   3. 口唇・口元·················190
   4. 人中の周囲·················190
   5. 頬全体·················190
   6. 右の頬·················190
   7. 左の頬·················190
   8. 鼻·················191
   9. 目元·················191
   10. 側頭部(こめかみ)·················191
   11. 前額·················191
   12. 前額部を3分割し、しわやニキビなどをみる·················192
5. 症例·················193

よく見るスキントラブルとその対処法·················196

1. 皮膚の解剖学·················196
2. よく見るスキントラブルと対処法·················200
   接触皮膚炎·················200
   アトピー性皮膚炎·················202
3. 肌のトラブル──しみ・そばかす・肝斑・かさつき・
   くすみ・こじわ、たるみ、ニキビ──·················204

症例(ケースワーク)·················211

上田式美容鍼灸®導入事例
──認定治療院・認定美容鍼灸師──·················219

終わりに·················225

美容鍼灸とは
―――――――概論

美容鍼の歴史

まず、美容鍼灸の歴史をひも解いてみたい。

古代中国の不老長寿からみる美の知恵

　中国最古の医学書と呼ばれる『黄帝内経』は、基礎医学や鍼灸の実践的な内容が書かれ、長寿や養生について語られている。年齢よりも上に見えてしまう病的な顔の状態や体の状態、100歳まで生きる人がいるが50歳で命を全うしてしまう人もいる、これらについてなぜそのようになるのか、その背景の解説があり、その予防策が書かれている。つまり『黄帝内経』は不老長寿をめざす教科書であり、そのための鍼灸医学などを説いている学術書といえる存在である。また『神農本草経』や『傷寒雑病論』などの漢方の書物でも不老長寿への記述がある。

　不老は現代でいうアンチエイジングである。古典からひも解いてみると、不老長寿には健康的に老いる養生法という本質がある。よって美容鍼灸を行う上で、単なる顔に対する施術だけでなく、全身の気血水の状態を整えること、ストレスの緩和や食事法などの指導は重要になる。

　不老は、古来から続く人類の永遠のテーマだったといえる。根底に肉体や精神の健康がなければ成り立たないものであり、美容法は究極のアンチエイジングといえる。

　古典から不老＝アンチエイジングの秘訣という視点でみてみると、主に5つの方法がみえてくる(左図参照)。

　黄帝内経に「美容」という言葉は無いが、不老＝アンチエイジングについて語られて、この不老長寿を美しく老いる、また美しくあ

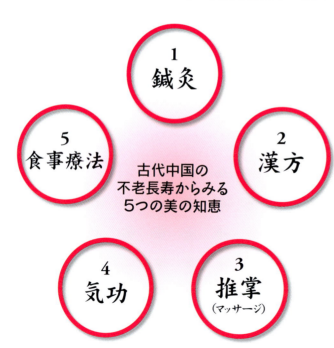

りつづける美の知恵としてとらえると非常に面白い。

　私たち鍼灸師が扱えるのは１つめの鍼灸ばかりでなく、施術の中に手技療法や呼吸を整える運動指導などもできるので、３と４も可能である。残念ながら日本の鍼灸師は２の漢方を処方はできないが、日常の食事指導や薬膳の知識を入れることで、５そして２の要素を含んだ栄養療法の指導から総合的な不老＝アンチエイジングの指導を行うことができる。

　美容鍼灸を行う上で、単なる顔への施術だけでなく、不老長寿を引き出すキーワード＝古代中国の美の知恵として、何千年も前から語られているこれらの要素を扱い、鍼灸師という枠を超えて、究極のアンチエイジングである健康法を指導する専門家である意識を持ってクライアントにあたるべきであろう。

精気神論　三宝とアンチエイジング

　陰陽五行論が森羅万象、大宇宙の営み（気候や土の色、風、生産物などの風土の変化）を語る上の基本的な考え方であるのに対し、三宝と呼ばれる精・気・神は、生命の誕生、生体の活力、気や形の根源となるもので、人間の生命活動の根本になっている。

　精気神論を述べることは専門書に譲るが、生命の根本である三宝を充実させることが不老長寿に不可欠なことであり、アンチエイジングの基本となる。多少無理は承知で、この三宝を筆者なりに臨床応用する上で現代的な解釈を述べる。

1．精

　「精」について古典では様々なことが述べられている。例えば、「人、始めて生まれ（るとき）、先ず精をなす　精成って脳髄生ず」（『霊枢』経脈篇第十）（訳：人の発生に際しては先ず精が成立する。この精から脳髄が生成する）、「両神相搏ち、合して形を成す。常に身に先だって生ず、これを精と謂う」（『霊枢』決気篇第三十）（訳：男女が交合してその神気が合体すると人の身形が生成する。人の肉体が形成される際に先ず生ずるもの、これが精である）

　この精を現代的に解釈すると原点は精子と卵子であり、両親から受け継いでいるDNAとなる。これが先天の精、すなわちDNAであり、また故に先祖からのDNAも含まれる。また後天の精は、気血津

美容鍼灸とは―概論　3

液などを生成する源であり、生まれてから後天的に摂っていく食事などにあたる。両親から受け継いでいるDNA、肉体のケアと後天の精が円滑に動くように治療していくことで、精が充実し若々しさが保たれる。急に老け込んだ、急にしわが増えたというのは精、特に腎精が急速に減少している状態として現れる。よって、顔のしわに対して鍼をするだけでなく、精、腎精を補う治療を合わせて行う必要がある。

２．気

　気には元気、宗気、営気、衛気、臓腑の気、経絡の気など様々な種類がある。それぞれ身体に充ちて活動を起こすものである。現代的に解釈すると気はエネルギーであり、電気的な活動と考えられる。心電図は心臓から発生する電気的活動を波形にしたものであり、脳波は脳から、筋電図は筋肉からそれぞれ発生する電気的活動を波形にしたものである。人間の活動は複雑な電気的活動の組合せで起きている。この電気的なエネルギーで生命活動が行われている。このエネルギーが正常に動いていない状態が気の流れの滞りとも考えられる。ある場所の気の流れが滞れば、肌荒れやニキビ、発疹などの皮膚症状として現れることがある。単に皮膚表層を流れる気の滞りばかりで無く、臓腑の気の機能も合わせて慎重に診断し治療する必要がある。

３．神

　神は生命活動を統率するもので、現代的に解釈すると心の活動、精神活動を表す。『難経』三十四難に「肝は魂を蔵し、肺は魄を蔵し、心は神を蔵し、脾は意と智とを蔵し、腎は精と志とを蔵するなり」とあり、五臓に魂・神・意と智・魄・精と志の七神を配当している。また五志、七情(怒・喜・思・悲・憂・恐・驚)と関連があり、『霊枢』本神・第八に「心、怵惕思慮するときは即ち神を傷る。神傷るときは即ち恐懼して自失す」(訳：心は神を蔵している。そこでおそれおののいてびくびくしたり、度を越して思い煩えば神気を敗ることになる。神気が敗れると恐怖と心配で自分を見失ってとりとめもないことを口走るようになる)とある。古代中国でも内因が臓腑に影響を及ぼし、体の不調につながっていくことが記述されており、現代でみられるストレスにより様々な症状や疾患を引き起こすことと全く同じで

ある。また「神は君主の官、神明出ず」(『素問』霊蘭秘典論)とあり、心・神は五臓六腑の君主であり、五神の中でも最も高位にあり、他の四神を統括している。七情が傷られれば神が傷られ、それは他の臓腑にも影響を及ぼす。逆に他の臓腑が平安であれば、心・神は充実する。

七神七情を診ること、整えることは精神の安定をもたらし、結果として身体の安定につながる。口角やオトガイにあるしわを取ろうとしても、悲しみや憂い、恐れている感情、不安を取らなければ、しわを作る同じ表情になり一向に改善しない。経絡を整え、体調を改善すると、姿勢もよくなり思考が前向きになり深かったしわが改善することがある。また逆に治療の問診や心理学的なカウンセリングを行い、実際の治療に入ると、思考が変化しているので治療効果が上がることを臨床的に経験する治療家も多い。

このように先天の精、後天の精を整え、気を整え、カウンセリング力で心のケアも行う。こうして精・気・神の三宝を充実させていくことは不老＝アンチエイジングにとって必要不可欠であり、治療の着眼点として常に心得ていたい。

引用文献・参考文献

『黄帝内経霊枢訳注』　第一巻　家元誠一　医道の日本社　2008
『黄帝内経霊枢訳注』　第二巻　家元誠一　医道の日本社　2008
『東洋医学概論』東洋療法学校協会編　医道の日本社 1993
『難経ハンドブック』池田政一　医道の日本社　1983
『霊枢ハンドブック』池田政一　医道の日本社　1980
『難経　新釈』小曽戸丈夫　たにぐち書店　2005

美容鍼灸の定義

　これまでの『黄帝内経』などの古典からひも解く不老長寿、精気神の理論を踏まえ、一般財団法人　日本美容鍼灸マッサージ協会が提唱している美容鍼灸の定義を示す。(この定義は2016年に日米英合同で開催された国際美容鍼灸サミットで採択され、2018年に創立、開催された第一回国際美容鍼灸学会でも学会が示す美容鍼の定義として採択された)

> 　世界基準の美容鍼灸(美顔鍼、小顔鍼、美人鍼など同様に解釈されるものすべて)は全身治療を行う総合的な鍼灸治療であり、単に顔に施術をするものではない。全身治療である美容鍼灸は、顔を足先から頭頂まで全身を流れる経絡を映し出す鏡としてアプローチする。
> 　顔への鍼治療により血流と氣が細胞を栄養する。身体は刺鍼をポジティブマイクロトラウマとして認識し、線維芽細胞を刺激し、コラーゲンやエラスチンの産生を促進させる。
> 　顔は身体の中で最も感情を表し、全身や心、精神の健康を映し出す鏡であり、美容鍼灸は、経絡のバランスを整えることでその鏡の元である全身を治療(本治)し、同時に局所の顔の悩みを解決(標治)する総合的な鍼灸治療である。

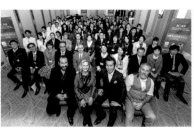
国際美容鍼灸サミット(2016)
美容鍼灸の定義として採択された

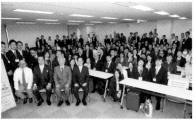
第1回国際美容鍼灸学会(2018年)
美容鍼灸の定義として採択された

美容鍼灸の基礎医学

　美容鍼灸の研究はまだ始まったばかりであり、筆者が皮膚科医の野村有子先生の絶大なる協力を得て、スキンロボアナライザーによる美容鍼灸の効果の客観的評価と検討を日本臨床皮膚科医会に発表したが、未だ症例報告やアンケートなどの報告が多く、基礎的研究が乏しい。

　基礎的研究が少ないため、狭義の美容鍼灸における顔への刺鍼で解剖生理学的にどのようなことが起きているのか、一部仮説や他の類似研究や理論からの裏付けとなるが、局所的な効果として大きくわけて3つの理論がある。

3つのポイント＊

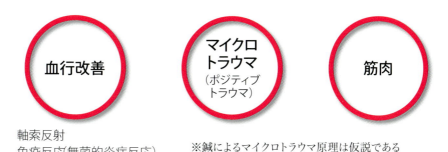

血行改善
軸索反射
免疫反応(無菌的炎症反応)

マイクロトラウマ（ポジティブトラウマ）
※鍼によるマイクロトラウマ原理は仮説である

筋肉

血行改善

　鍼を刺入した部位の局所的な効果として、無菌的炎症反応や軸索反射が起き、血液循環が改善される。

　鍼が刺入され生体組織が破壊されると、これを異物として認識し、それを除去しようとする反応が起きる。生体組織に異物が入ると、インターロイキンなどのケミカルメディエーターが活性化する。すると血管透過性が亢進するなどの免疫的な反応が起こり、毛細血管の血行が促進される無菌的炎症反応が起こる。また、軸索反射により血液循環が改善される。これらの血液循環改善作用により、くすみが改善され肌が艶やかになり、ターンオーバーが促進され肌理（きめ）が整うことが見込める。

皮膚の構造図

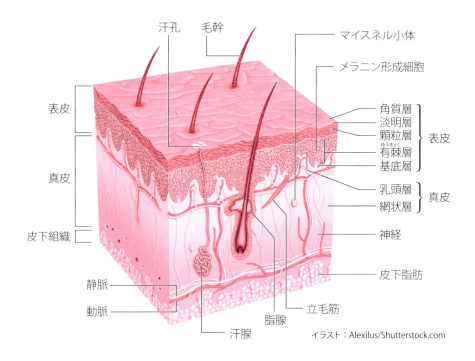

イラスト：Alexilus/Shutterstock.com

マイクロトラウマ・ポジティブトラウマ

　美容鍼灸の肌への改善効果の背景で必ず理解しておきたいのが「マイクロトラウマ」や「ポジティブトラウマ」という理論である。

> ※マイクロは微細、トラウマは傷という意味。トラウマというと、心の傷と思いがちだが、ここでは外的要因で起こる単なる傷の意味で、マイクロトラウマは微細な傷と訳される。その細かい組織の傷によってコラーゲンやエラスチンの代謝が改善するので、肌にとって"ポジティブ＝肯定・正、ネガティブ＝否定・負"という視点に立つとポジティブとなるため、ポジティブトラウマ（良い傷）と言われる。

　肌のターンオーバー、肌の表皮の入れ替わるサイクルはおよそ28日で、そこから約2週間で角質が剥がれ落ちる。およそ6週間あれば入れ替わる。しかし、真皮層は異なり、紫外線などで線維層がダメージを受けた真皮層はその回復に4年〜6年かかる。ゆっくりと代謝されていくのだが、その間に4年〜6年エイジングが進む。また40歳代以降は線維芽細胞からコラーゲンが産生されにくくなるため、線維層のマトリクス（網目構造）が修復されなくなりたるみが生じる。

　しかし、人間の体は、感染せず、シャープに切れたものに関しては、

比較的瘢痕を残さずきれいに治るという組織再生能力があり、美容鍼灸では特にこの作用と理論を応用する。

　創傷治癒学から裏付けられる美容鍼灸の局所的効果をここに述べる。皮膚・粘膜の創傷治癒は、肉芽組織の形成と上皮の再生によって起こる。これは、肉芽組織の形成の程度により、以下の2つに分けられる。

◈ 1次治癒

　手術時のメスによる切傷のように、創面が直線上で組織の欠損が少なく、感染もなく、出血も微量で、非常に清潔な環境であった場合、瘢痕を残さず治癒する。

◈ 2次治癒

　創面が露出した開口状態で、組織の欠損が広範囲にわたり、感染を伴った場合には、大量の肉芽組織が形成され、線維化して瘢痕組織となり治癒する。

マイクロトラウマで考えられる反応　創傷治癒過程として

時相	炎症相	増殖相	瘢痕相
時期	受傷直後～3日	3日～2週間	2週間～10か月
関連物質	SNF-a, IL-1, IL-6, IL-8, ヒスタミン , セロトニン , ロイコトリエン , 血小板活性化因子A, フィブリノーゲン , 組織因子, 凝固第Ⅷ因子 ,PDGF,TGF-β	コラーゲン , ラミニン , プロテオグリカン	
局所動態	侵襲→炎症反応→フィブリン網形成 , 局所清浄化→線維芽細胞誘導	毛細血管新生→血流再開→線維芽細胞増殖→コラーゲン再生→マトリックス形成	線維化→瘢痕形成
局所模式図			

参考：創傷治療過程の各相
『標準外科学』第9版　医学書院

美容鍼は、非常に細い鍼を使って無菌的に入れるため、この「１次治癒」の修復機転を応用した手技といえる。損傷された組織は、修復過程の増殖相（図）でコラーゲンやエラスチンの産生が促進される。つまり、真皮層に微細な傷(マイクロトラウマ)をつけることで、細胞修復機転を賦活化し、コラーゲン、エラスチン産生を促すと考えられている。これが肌のハリにつながると考えられる。アンチエイジングにつながる、良い意味の傷という意味から「ポジティブトラウマ」と言われる。

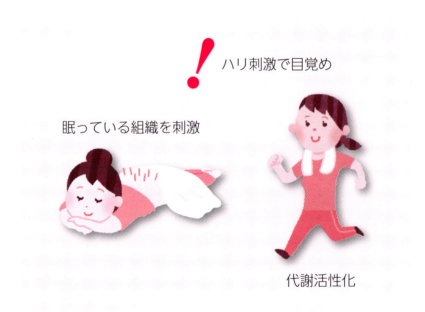

　注意：コラーゲン代謝が促進するからといって、顔に鍼をとにかく大量に刺せばよいというわけではない。確かに血行を改善するが、受ける側にとってその侵襲が苦痛になり、また内出血により治療後、審美的な問題が起きるリスクが高まる。これではQOL向上に貢献しているのか疑問である。後に述べるが、たるみの問題には筋肉も関与しているので、表情筋の動きを改善する筋肉をとらえた治療を同時に行うと、10本程度の鍼の刺入という少ない刺激でも改善効果が期待できる。顔の悩みは非常にデリケートであり、その施術で内出血などを起こすとトラブルを起こすケースもある。より少ない数の鍼刺激で最大限の効果が得られるようにすべきであろう。

　また繰り返し述べているが、その肌の悩みのもととなる体の問題が存在したり、生活環境、ライフスタイルが肌に影響していることがあるので、体への治療、生活改善などのカウンセリングが同時に必要で、これを行うと顔だけに大量に鍼を刺入しなくても改善するケースが多々ある。

筋肉へのアプローチ

　しわ、たるみを改善して行く上で理解しておくべきなのが筋肉に対するアプローチである。この理論を理解すれば、前述したマイクロトラウマを作るために大量に鍼をする必要がないことがわかる。

　しわ、たるみの主な原因は、筋肉の収縮による力や重力の影響と結合組織の加齢的な変化である（詳しくはしわ、たるみの基礎知の項、顔のしわ・たるみの発生原因を参照されたし）。

　美容皮膚科領域ではボツリヌス毒素治療（ボトックス注射）が一般的となってきており、これらの原因のうち表情筋の収縮や拘縮によりできるしわ・たるみも多いことが臨床上明らかになっている。

　見た目年齢が決まるポイントは目元、口元である。目元にあるのは眼輪筋、口元にあるのは口輪筋で、これらの筋肉が収縮すると小じわ、大じわが発生し、年齢を重ねたように見える。したがってこうした筋肉を弛緩させ、しわを改善させることで若返り効果を得られる。後述する筋バランステクニックで詳しく解説するが、鍼治療は筋肉を弛緩させ、動きを改善する作用があり、しわ、たるみに影響している筋肉に対し、バランス良く鍼治療をすることで改善する。先述したとおり、しわ、たるみの原因が表情筋の収縮や拘縮によることが臨床上明らかになっており、筋肉に対するアプローチを的確に行う事が治療の第一選択となる。その上で残ったしわに対して、マイクロトラウマを目的とした鍼治療をすれば鍼の数を減らすことができる。鍼の数を減らすメリットは、美容鍼灸に対する有害事象（内出血など）を減らすこととなる。最小限の侵襲で最大限の効果を出すためにも、筋肉を目的とした美容鍼灸治療の習得が求められるであろう。

✛ 表情筋への低周波鍼通電療法は行わないほうがいい

　筋肉を目的とした鍼治療の際に低周波鍼通電療を用いることもあり、表情筋へも低周波鍼通電療を用いる術者がいるが、骨格筋と皮筋である表情筋は解剖学的構造が異なり、顔面神経麻痺患者、既往患者には原則禁忌とされることが多い（後述）。本著では健常者でも有害事象の研究などのデータ、エビデンスがないがリスクを考慮し、このリスクを打ち消す患者へのベネフィット（利益）が証明されるまでは原則禁忌とする。

　骨格筋は運動神経線維と感覚神経線維が一対で支配しており、筋緊張を調整する筋紡錘や腱器官などがあり、腱反射がある。さらに、骨格筋には関節を挟んで屈筋と伸筋の拮抗筋があり、関節の自・他動運動によって筋収縮と筋伸張が一対となって作動する。筋緊張を調節する機構が整っている。

　これに対して、表情筋は頭蓋骨から起こり皮膚に停止する皮筋である。顔面神経は体性感覚神経線維を欠いており、筋緊張を調整する筋紡錘もなく、腱反射もない。

　低周波治療は神経筋刺激による筋収縮を起こし、骨格筋の神経再生に有効な物理療法である。しかし顔面神経麻痺の症例に対しては、患側全

体の粗大で強力な筋緊張を誘発するため、神経断裂線維の迷入再生も促進し、病的共同運動の原因になる。さらに顔面神経核の興奮性亢進を一層促し、筋短縮によるによる顔面拘縮を助長することになる。このため筋収縮を起こす低周波治療には否定的な報告、むしろ禁忌とする報告が多い。

　健常者であっても、顔面拘縮などによりしわやたるみが増すリスクがある。低侵襲で最大の効果を上げる、リスクがあるものをできる限り避ける医療倫理においても、本著では表情筋への低周波鍼通電療法を原則禁忌とする。

参考文献

『顔面神経麻痺診療の手引き—Bell麻痺とHunt症候群—2011年版』　顔面神経研究会　金原出版　2011
『標準組織学 総論 第5版』　藤田尚男　医道書院　2015
『顔面神経麻痺診療ガイドライン2023版』　日本顔面神経学会　金原出版　2023

第1回　国際美容鍼灸学会で示されたガイドライン草案（2018）

1. 美容鍼灸は自然なプロセスであり、顔、体を継続して治療することで、身体、顔、心にすべてに渡り効果的な変化をもたらすことを忘れてはならない。
2. 美容鍼灸を行う際は、クライエント全体の健康を維持するため、顔面だけ では無く、個別性を考慮した身体の経穴も含まなくてはならない。
3. 頭痛、顔の赤らみ、血圧の上昇などを予防するため、基礎治療として身体を施術すること。
4. 美容鍼灸で結果を出すための顔面部への刺針は半顔6〜10本で十分である。一般的にこれ以上は不要であり、安全上、またのぼせ防止などのため半顔6〜10本が理想である。
5. 顔面神経麻痺患者の顔面部の低周波鍼治療は禁忌とする。
6. 顔面神経麻痺の既往歴あるクライエントへの低周波鍼治療は禁忌とする。
7. 顔面部の低周波鍼治療は、筋拘縮を助長するリスクがあるため、解剖学的な特徴を考慮した上で行う。
8. 美容鍼灸にかかわる全ての人は鍼灸師として有資格であることはもちろん、認定されたトレーニングコースを受けなくてはならない。
9. 美容鍼灸師は現在続いているトレーニング、研修を継続し、将来にわたって鍼灸のスキルを上げているため生涯教育を受けなければならない。
10. 美容鍼灸は顔面部の筋肉やその組織の構造を理解した上で施術する必要がある。
11. 美容鍼灸師は内出血、出血に対する適切な予防策および処置について熟知しておくべきである。
12. 衛生ガイドラインに常に従わなければならない。
13. 施術者はすべての患者に対して、徹底した診察、診療を行い、適切な記録を保持しなくてはならない。
14. 自己免疫疾患の患者、妊婦、重篤な偏頭痛、急性アレルギー症状の場合、美容鍼灸を第一にすべきではなく、治療を優先すべきである。
15. 美容鍼灸を実践するにあたり、施術者は、包括的な保険保証の制度を持たなくてはならない。
16. 美容鍼灸がコラーゲン、エラスチンを産出させることは未だ科学的に証明されておらず、断言してはならない。
17. 美容鍼灸に行うにあたり、誤解を生みやすく、非常に短期間で素晴らしい結果をもたらす非現実的な期待を持たせる表現「フェイスリフト（facelift）」などの言葉を使わないこと。

美容鍼灸で期待できる効果

1. 顔への効果

　ここでは顔への刺鍼の局所的な効果を述べる。

　局所に鍼の刺入によりマイクロトラウマが作られ、生体組織の微細な破壊により細胞修復機転が賦活化され、組織を修復しようと線維芽細胞が活性化されコラーゲンやエラスチンが産出され線維層を修復する。

　たるみの原因として腱が伸びることがあっても筋肉が伸びることはない。たるみが起きている組織をMRIなどで検証しても筋肉がたるんでいることは確認できない。わかるのは拘縮のみである。筋肉が拘縮や萎縮、やせることでたるみやしわが起こる。よって、鍼の筋肉を緩める効果により、こわばっている表情筋が緩和され動きが活発になり、たるみやほほの凹み、皺、二重顎、首のたるみも軽減し、口角や目のたるみを引き上げることができる。

　またマイクロトラウマや筋肉への効果などで、肌にハリが出て、毛穴も引き締まるようになる。さらに血行改善効果などにより小じわ

顔の局所的な効果

● コラーゲン・エラスチン産生を促進する

● 筋肉の拘縮を緩和する

● 筋肉の弱化を改善する

● 肌にハリを取り戻す

● 毛穴を引き締める

● たるみ・くぼみを軽減する

● 小じわ・真皮層まで至ったしわを改善する

● 二重顎、首まわりのたるみを軽減し、口角や眼瞼のたるみを引き上げる

● むくみや目の下のクマを軽減する

● 局所の血流、リンパの流れを増大させる

● 顔のくすみ・顔色を改善させ、輝きをとりもどす

● 顔面神経麻痺、三叉神経痛、ベル麻痺、顎関節症、脳卒中患者などの症状を緩和する

● 免疫の改善

● ストレスを緩和し、幸せに導く

も改善される。また真皮層まで至ったくっきりしたしわは消すことは困難であるが、マイクロトラウマを作ることで改善が見込める。局所の血液循環改善、リンパの流れの改善で、顔のくすみや顔色が良くなり、むくみや目の下のクマも改善する。

鍼の刺激により免疫が改善する自律神経免疫療法があるが、顔の筋肉を支配し、副交感神経繊維をもつ顔面神経や、知覚神経である三叉神経は脳神経であり、顔への刺激により免疫力も高まる。

顔面神経麻痺やベル麻痺など顔面部の治療にも使え、また脳卒中の症状改善になる。

さらに副次的な効果として、肌の悩みによるストレスが緩和されることで幸福感がもたらされる。この顔が変化した後の満足感が施術を受けるクライアントにとって最も重要な要素である。

2. 全身の効果

鍼灸の全身の効果について、女性疾患や疼痛緩和など各種専門書があるので、ここでは細かく述べない。全身治療をすることでホルモンバランスが整い、ホルモンのアンバランスが由来しているニキビが改善する、肌の悩みと体の症状が同時に改善され、自律神経が整う、免疫力が高まるなどがある。

全身の効果

● ニキビを改善する（ホルモンバランス、ストレス由来など）

● 更年期障害、月経前緊張症、生理不順など婦人科的症状を改善する

● 副鼻腔炎・鼻炎・咽の痛みなどを改善する

● 頭痛を緩和する

● 下痢、便秘などの消化機能を改善する

● 自律神経のバランスを整える

● 免疫力を高める

● 抜け毛や白髪になるのを遅らせる

● 目眩を改善する

● 不眠を改善する

● 鬱を緩和する

など

慎重に施術すべき対象と禁忌

　美容鍼灸を行ううえで慎重に行うべきクライアントと、禁忌となるクライアントもある。問診でスクリーニングを行い、安全に施術を行う。

　ここでの注意点は一般的な対象であり、実際に行う場合は、患者の状態を把握し、施術者の責任において施術をすること。

❖ 心疾患・脳血管障害などで抗血液凝固剤などを服用中の場合

　心疾患や脳血管障害などをもっている場合、抗血液凝固剤の服用がないかを確認する。服用がある場合は、内出血のリスクが高くなることをインフォームドコンセントし、刺入する鍼の数を少なくして、止血状況を確認しながら行う。上田式美容鍼灸®のコースでは、抜鍼後にフェイシャルマッサージを行うが、初回は鍼の数を少なく行い、フェイシャルマッサージで引き上げ、内出血のリスクを判断し、2回目、3回目以降から通常の施術手順を導入するなど段階をおって施術を行う。

❖ 重度の偏頭痛を持っている場合

　発作が起きると仕事を休まざるを得ないなど生活に支障を来す重度の偏頭痛を持っている場合は、顔への刺鍼により気血が顔に巡るため、これが引き金となって発作を引き起こす場合がある。よって、この場合は偏頭痛の治療を先に行い、症状の改善後美容鍼灸を行う。偏頭痛を持っている場合、重度の偏頭痛が3か月以内に発作がないことが美容鍼灸の適応の一応の目安となる。月に1回程度、軽い偏頭痛が起きるような場合は、偏頭痛の治療を併用しながら美容鍼灸を行う。但し、トラブルを避けるためにも、治療を併用しながら行っても引き金となるリスクがあることをあらかじめインフォームドコンセントし、施術に同意を得ておく必要がある。筆者は、同意を取りながら行ったクライアントで、初回の施術後には発作が起きなかったが、3回目の施術後数日経って発作が起きたケースがあった。施術との関連性が低いが、事前の説明で本人も同意しているため納得されトラブルケースにならず経過した。事前説明と日頃からの信頼

関係作りは非常に重要になる。

❖ ボトックス治療を受けている場合

　美容鍼灸を受けるクライアントは美意識が高いため、美容皮膚科による審美目的の治療を受けている人がいる。このため、ボトックスを受けているか受けていないかを確認する必要がある。3か月以内にボトックスを受けている場合は、ボトックスを受けた個所を避ける必要がある（主に攢竹穴のあたりに注入することが多い）。ボトックスは、ボツリヌス菌の弱毒化した成分を筋肉に注射することにより、筋肉を麻痺させてしわやたるみの改善を行う手技である。例えば、眉間のしわは筋肉の拘縮や表情筋のクセでしわになるため、眉間にボトックス注射をし、皺眉筋を弛緩させることでその部分のしわを改善させる。筋肉を弛緩させてしわを改善するという理論は、薬理的効果は異なるが鍼により筋肉を弛緩させることで眉間のしわの改善になることの裏付けにもなるのではないだろうか。それはさておき、ボトックス部位に鍼を刺入すると刺入部位の血行が改善されるため、ボトックスの代謝、排泄を早めることになる。よってボトックスの箇所には鍼の刺入を避けるべきである。4か月から半年で代謝排泄されると考えられており、ボトックス箇所への鍼の刺入はボトックス治療後3〜4か月経過してから行うのがよい。

❖ フェイスリフト手術後の場合

　フェイスリフトの手術後の場合、これは美容外科医に確認した限りであるが、術創が安定する3か月以降に行うことが望ましい。術後のむくみ解消などの術後のアフターケアとして美容鍼灸を取り入れている美容外科もあるが、医療機関で執刀医の管理下で行う美容鍼灸と開業鍼灸師が行う美容鍼灸は立場が異なるので、術後3か月以上の期間を空ける、患者本人が担当医に確認を取った上で行うなどのリスク管理が必要である。

❖ 金の糸施術後の場合

　金の糸施術後の場合は、術後2か月以上の期間を空けてから行う。金の糸治療法は、24金でできた糸とポリグリコール酸吸収糸（分解吸収される糸）を皮膚表面と平行になるように真皮に埋入する治療法である。埋入された金の糸は皮膚に緊張を与え、ポリグリコール酸吸収糸は真皮組織に刺激反応を生じることにより、真皮と表皮に酸化と代謝の更

新を引き起こして皮膚を肥厚させ、施術後3～4週間の経過で皮膚の構造と外観に変化が認められる治療法である*。

施術施設によるが2か月はエステなどを控えた方がよいと指導されることが多いようである。よって、美容鍼灸も2か月以上の期間を空けて行うとよい。術後2か月程度で行う場合には、クライアントに主治医に確認するように指導し、安全に行う。

✚ 潰瘍や炎症、アザがある場合

ニキビに関しては皮内鍼などを使って改善させるが（方法については皮内鍼テクニックの項を参照のこと）、疣贅、特に色素性疣贅、隆起性を避ける。これは、非常にまれであるが悪性腫瘍化するリスクがあるためである。

✚ レーザー治療やケミカルピーリングをしている場合

レーザー治療は、肌が回復するのに3週間程度要し、ケミカルピーリングの回復には1～2週間程度要する。術後、炎症反応が起こるため、美容鍼は1週間程度の期間を空けてから行う。この際、炎症反応で顔が赤い、ひりひりするなどの皮膚の異常感覚、化粧水がしみて痛いなどが無いか確認し、無い場合に行う。もしある場合は炎症反応が解消してから行うようにする。炎症反応が全くなく、肌の状態が問題ない場合は、術後当日に行う施設もある。しかしながら、1週間程度の肌の休息期間を設けた方がより安全である。

✚ 免疫力が低下している場合

免疫力が低下している場合は、感染や好転反応が起こるリスクが高くドーゼの問題がかならずあるため、鍼の数を少なくするなど配慮を行う。

そのほか、急性のアレルギー反応、妊娠期間を避ける。また急性のヘルペスの場合はその部位に触れないような処置を行うことで施術ができる。

※妊婦はなぜ適応外か　妊婦は胎児に血流を送る役目があるが、美容鍼灸を行うと、陽の気や血流が顔に一気に上がる。相対的に胎児が虚血になるリスクがある。また術位が取りにくい（仰臥位になりにくい）という問題がある。また子どもを授かることの精神的充実感やホルモンの充実により、顔も幸せで豊かな表情になる。この時期に顔への施術は必要が無い。鍼灸治療を行うとすれば、妊娠に伴う症状改善に主眼を置くべきであり、美容鍼は出産まで待ち、子育てなどの疲労回復に全身治療を含めた美容鍼を行うべきであろう。

*宮地良樹・松永佳世子,宇津木龍一編　『しわ・たるみを取る』　南江堂（2006）、p215より引用

慎重に施術すべき対象と禁忌

・出血やあざができやすい患者(血友病患者など)

　　心疾患、脳血管障害患者などが抗血液凝固薬を服用していないか確認

・重度の偏頭痛を避ける。偏頭痛は３か月間発作がないことが目安

・ボトックス箇所を避ける(３〜６か月)

・フェイスリフト後３か月以内の施術を避ける

・金の糸術後、２か月以内の施術を避ける

・潰瘍、炎症、あざ周囲を避ける

・疣贅（イボ）をさける。特に色素性イボ、隆起性を避ける

・顔のレーザー治療から回復するのに３週間を要する。ケミカルピーリングや皮膚剥離術の場合、２週間を要す。原則として１週間以上空けることが望ましい。

・ 免疫機能が低下している患者(軽微な症状の方を除く)

　　クッシング症候群、クッシング病、アジソン病、バセドウ病

・急性ヘルペス、口唇ヘルペスはその部位に触れない処置をして行う

・以下の期間は美容鍼を避ける

　　妊娠期間　風邪　急性のアレルギー反応

しわ・たるみの基礎知識

しわ・たるみ

　加齢によりしわ、たるみを認めるようになり、変貌した顔面を改善したい、変化のスピードを遅らせたいと考える人は多い。こうした悩みをもつ人に対し美容鍼灸で局所への治療として顔面の鍼をするが、鍼治療をするにあたり、しわ・たるみとは何か、加齢変化の過程や背景を知っておくことで適切な治療ができる。筆者は美容皮膚科学の研究者ではないが、様々な文献などで明らかなもの、すべてが明かではないが、現在考えられている成因、原因など、美容鍼灸を行う上で必要なしわ・たるみの皮膚科学について示す。

※しわ・たるみや見た目の変化に特化した専門書は多くあるので、さらに深く学びたい者は本書の引用・参考文献などを元に学習を深めることをすすめる。

しわとは

　加齢により、内的要因では、真皮層の線維芽細胞によるコラーゲンやエラスチンの産生量も少なくなり、真皮層の代謝が低下する。膠原線維の束が不均一になり、ハリを失った皮膚が陥凹し、しわになる。また、外的要因では、紫外線により線維層がダメージを受け弾力が失われてしわになる。

　一般的にしわは3つに分類される。表皮が乾燥して一時的にできるしわで「乾燥しわ」とも呼ばれる。目尻などにできるしわは「小じわ」と呼ばれ、表皮に食い込んでいる真皮乳頭層が失われ、萎縮した皮膚になり起こる。安静時や伸展しても消失せず、無理に伸展してはじめて消える。真皮に至っていることから「真皮性しわ」とも呼ばれる。しわがさらに深くなると、目や口のまわり、輪郭などに大きなしわができる。「大じわ」あるいは「老人性しわ」と呼ばれる。加齢により、膠原線維、弾性線維、細胞間基質の全てが減少する。さらに紫外線のダメージなども加わり、真皮網状層が変化、膠原線維束の走向が不均一になり、皮膚の重力を支えきれなくなり生じる。

美容鍼灸とは―概論　　*19*

しわの分類（1）

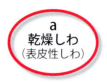
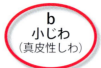
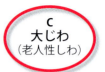

目の下に細かく横に数本入るもの　　目尻や額など表情筋の方向と垂直の細かいひだ　　目や口の周り、顔の輪郭などの大きなひだ

しわの分類（2）

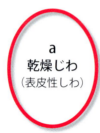
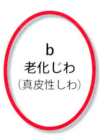

安田利顕・漆畑修『美容のヒフ科学』改訂9版,南山堂(2010), p81　しわの分類より引用

しわの発生機序

a. 皮膚の乾燥

b. 真皮の細胞間基質の減少と組織変化

c. 膠原線維や弾力線維の減少または変性

d. 弾力線維の屈曲変形による配列の乱れ

e. 膠原線維への弾力線維物質の斑状ないし帯状の沈着

f. 皮下組織の萎縮、下垂

g. 表情筋の収縮、弛緩

安田利顕,漆畑修『美容のヒフ科学』改訂9版,南山堂(2010), p82　しわの発生機序より引用

たるみとは

　たるみの発生のメカニズムについてはよくわかっていないが、皮膚の余剰、脂肪組織の萎縮および下垂、筋肉の収縮や拘縮などの加齢による変化が大きくかかわっていると考えられている。

　顔のたるみやしわは皮膚が弛緩する他、表情筋が弛緩してたるむため緊張させて引き締めるという理論や手技療法があるが、MRIで老化した鼻唇溝と若いそれとを比較検討したところ、皮下脂肪の下垂は認めたが、筋（大頬骨筋）のたるみには差が認められなかった報告がある。また近年、美容皮膚科領域でボツリヌス毒素治療が一般的になってきており、表情筋の収縮や拘縮によりできるしわ・たるみも多いことが臨床上明らかになってきている。後述する上田式筋肉バランステクニックはこの表情筋の収縮や拘縮の緩和により筋肉の動きを改善し、たるみを改善する理論である。

たるみの発生メカニズム

　顔のしわ・たるみの基本的な発生メカニズムを考えると、支点、力点、作用点の３点の相互作用によって発生する（次頁図）。力源となるのは主に、表情筋の収縮による力または重力であるが、筋膜、靱帯などの組織が拘縮する力の場合もある。力点は表情筋の皮膚への停止部、または重力であれば皮膚全体に力がかかる。作用点は皮膚のしわや溝、または隆起や陥凹などの変形をきたした部分で、支点は皮膚を骨格などに固定する支持靱帯である。またミクロ的視点では、皮膚の真皮や皮下組織を形成する膠原線維や表情筋筋線維、表皮細胞や線維芽細胞自体の収縮なども、微小じわの力源になる。また皮下脂肪も含めた皮膚の弾性、硬度、厚さ、角質表面の柔らかさなどがしわ・たるみの発生を左右する因子となる。

美容鍼灸とは―概論　　**21**

しわのできる物理的機序

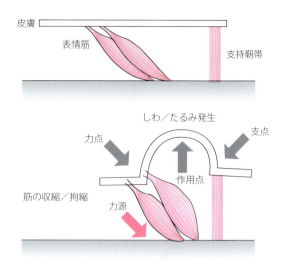

主なしわ・たるみの成因

	力源・力点	作用点	支点
額の横じわ	前頭筋、皺眉筋、重力／眉毛部皮膚	額皮膚のしわ部分	帽状腱膜（1/3）と靱帯（額中央部）
眉間の縦じわ	皺眉筋（横部）／眉毛部皮膚	眉間皮膚のしわ部分	上眼瞼靱帯
鼻唇溝	大小頬骨筋（鼻唇溝中央部）、上唇挙筋（鼻唇溝上部）、重力／鼻唇溝口唇側皮膚	鼻唇溝皮膚	頬骨靱帯、咬筋靱帯
マリオネットライン（LMF）	大頬骨筋下口唇枝、頬筋、口角下制筋、重力／下口唇	マリオネットライン周辺の皮膚	下顎部靱帯、咬筋靱帯
顎のたるみ	広頸筋、口角下制筋、下唇下制筋、重力、開口運動、Bichatの脂肪圧／頬部皮膚	マリオネットライン周辺の皮膚	Platysma ligament、下顎部靱帯

注：できる限り英語表記を和訳し掲載。LMF:labiomandiblar foldは、マリオネットライン、LMF皮膚はマリオネットライン周辺の皮膚と訳した
参考：宮地良樹・松永佳世子・宇津木龍一 『しわ・たるみを取る 患者満足度を高める治療法のすべて』、南江堂(2006)，p19

顔のしわ・たるみの発生要因

　顔のしわ・たるみは表情筋を使ってよく動く目、頬、口の周りを中心に発生する。眼瞼にかかわる変化が影響する上顔面部・中顔面部、口や顎、首の動きが関与する下顔面部により発生するものがある。

上・中・下顔面部

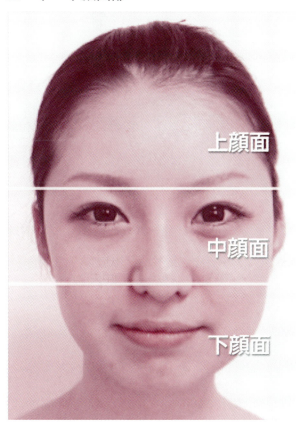

上・中顔面部

　額、眉間、目のまわりなどのしわは、眼瞼の開閉と眉毛の上下運動の結果もたらされる。加齢による上・中顔面の形態変化は、加齢性眼瞼下垂がその病態に深く関わっている。

　加齢性眼瞼下垂は上眼瞼皮膚の余剰、眼瞼挙上筋腱膜が断裂または伸展し、眼瞼が下垂し起こる。この眼瞼下垂による開眼機能不全を代償するため、前頭筋収縮により眉毛の挙上運動をし、前額の横じわをもたらす。また、老眼やストレス、癖により、皺眉筋、眼輪筋により目を細める運動がさらにしわ、たるみをもたらす。

　加齢性眼瞼下垂では眼瞼挙上筋腱膜が断裂または伸展し眼窩内に後退するので、付着している眼窩脂肪体も後退する。これにより眼窩内圧が上がるため下眼窩脂肪が眼窩角隔膜を押して突出し、下眼瞼が膨らむと考えられている。

　また中顔面部の加齢変化は、上記の眼窩脂肪体の他、頬骨脂肪体、頬脂肪体、眼輪筋下脂肪体の3つの脂肪が関与している。頬脂肪体と眼輪筋下脂肪体は萎縮し、頬骨脂肪体は下垂する。眼窩下縁には、輪状の支持靱帯があり、頬骨脂肪体の下垂によりこの靱帯が牽引され、下眼瞼がたるむ。

美容鍼灸とは―概論

中顔面における解剖

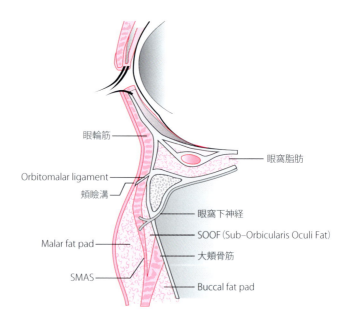

SMASは眼輪筋下縁から口輪筋に向かって大頬骨筋上に存在するとされています。
頬部で特に発達した表在脂肪層をMalar fatと表現します。

参考：リッツ美容外科　HP　http://www.osaka-ritz.com/ope_agingcare/55detail.html

下顔面部

　大・小頬骨筋、上唇挙筋の収縮や老化による拘縮、ほうれい線のまわりにある脂肪の萎縮と下垂により鼻唇溝が深くなる。

　また大頬骨筋の下口唇への分岐や口角下制筋の収縮、拘縮により、また頬部の皮膚と脂肪が下垂することにより、マリオネットラインが深くなる。

　たばこを吸うような動作、口笛を吹くような動作の口輪筋の収縮、拘縮により口唇の縦じわが生じる。

しわ・たるみに対する刺鍼基本方針

（詳細は筋肉バランステクニックにて解説）

　顔への刺鍼では、筋肉に対する治療で力源を減弱する、真皮の線維に対して、マイクロトラウマを作り、細胞修復機転を賦活化させ、作用点の皮膚が折れたり、変形したりしないように改善していく。また筋肉の動きを改善させることで、表情筋全体に作用している筋膜を牽引させ、また脂肪組織も牽引させていく。しわ・たるみは状態により限界ももちろんあり、数か月で改善するものから年単位の治療期間を要するものもある。治療期間とその改善経過をできる限り予想して、患者にインフォームドコンセントを行い、同意を得て治療をすすめていくことが大切である。

引用・参考文献

安田利顕・漆畑修『美容のヒフ科学』改訂9版, 南山堂(2010)

宮地良樹・松永佳世子・宇津木龍一『しわ・たるみを取る　患者満足度を高める治療法のすべて』, 南江堂(2006)

川島眞・小山登隆『メスを用いないしわ治療　失敗しないボツリヌス療法』, メディカル・プロフェッショナル・リレーションズ株式会社

日本美容皮膚科学会『美容皮膚科学』改訂2版, 南山堂(2009)

Gosain AK1, Amarante MT, Hyde JS, Yousif NJ.:A dynamic analysis of changes in the nasolabial fold using magnetic resonance imaging: implications for facial rejuvenation and facial animation surgery.

Plast Reconstr Surg. 1996 Sep;98(4):622-36.

日本抗加齢医学会分科会　見た目のアンチエイジング研究会『見た目のアンチエイジング　皮膚・容貌・体型の若返りの手法』, 文光堂(2011)

治療に必要な解剖学

顔面の筋肉

表情筋は直接骨膜からあるいは隣接する筋から起こり、他の表情筋や皮膚の結合組織に直接停止する。深さにより、浅層、中層、深層に分類される。鍼の刺入深度を考慮する。

筋	起始	停止	作用
後頭前頭筋の前頭筋後頭筋	帽状腱膜	眉毛部と前頭部の皮膚と皮下組織	眉を上げ、額の皮膚にしわをつくる；頭皮を伸ばす（驚いたり、気難しい表情のとき）
	後頭蓋の上頂線の外側2/3	帽状腱膜	頭皮を退縮させる；前頭筋の作用を強める
眼輪筋（眼の括約筋）	眼窩の内側縁、内側眼瞼靱帯、涙骨	眼窩縁周囲の皮膚、上・下瞼板	眼瞼を閉じる；眼瞼部は眼瞼を静かに閉じる；眼窩部は眼瞼を強く閉じる（ウィンクをするとき）
皺眉筋	眉弓の内側端	眼窩上縁と眉弓の上部から中部の皮膚	眉を内側下方に引き、鼻の上に縦のしわをつくる（心配したり、悩んだりするとき）
鼻根筋と鼻筋の横部	鼻骨と外側鼻軟骨を覆う筋膜、腱膜	前頭（眉間部）の皮膚	眉毛の内側端を引き下げる；鼻背を覆う皮膚にしわをつくる（軽蔑したり、嫌がるとき）
鼻筋の鼻翼部と上唇鼻翼挙筋	上顎骨の前頭突起（眼窩の下内側縁）	大鼻翼軟骨	鼻翼を引き下げる。外鼻孔を広げる（すなわち、怒ったり、努力しているときのように"鼻の穴を広げる"）
口輪筋（口の括約筋）	上顎骨と下顎骨の正中；口周囲の皮膚の深部；口角（口角筋軸）	口唇の粘膜	口裂を閉じて緊張させる；括約筋として口唇を縮め、口唇を尖らせる（キスをするとき）。また、ふくらみに抵抗する（吹くとき）
上唇挙筋	眼窩下縁（上顎骨）	上唇の皮膚	口の散大筋、上唇の後退（挙上）およびまたは外反；鼻唇溝を深くする（悲しいとき）
小頬骨筋	頬骨の前面		

出典：佐藤達夫，坂井建雄監修『臨床のための解剖学』，メディカル・サイエンス・インターナショナル（2008），p914より

顔の筋肉

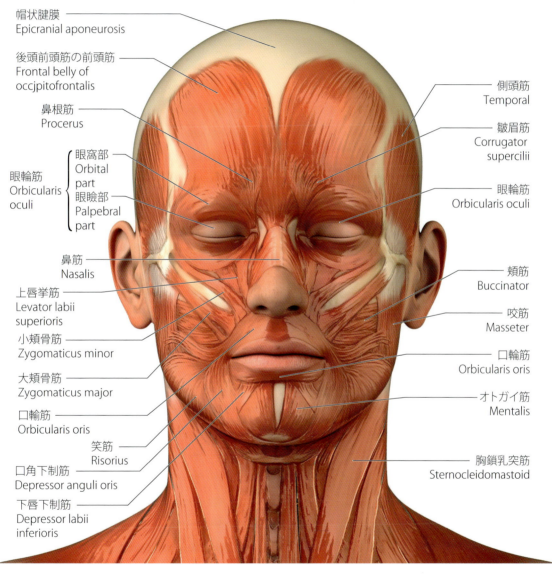

イラスト：http://jp.123rf.com/profile_woodoo007
（123RF 写真素材）

美容鍼灸とは―概論

顔の筋肉その2

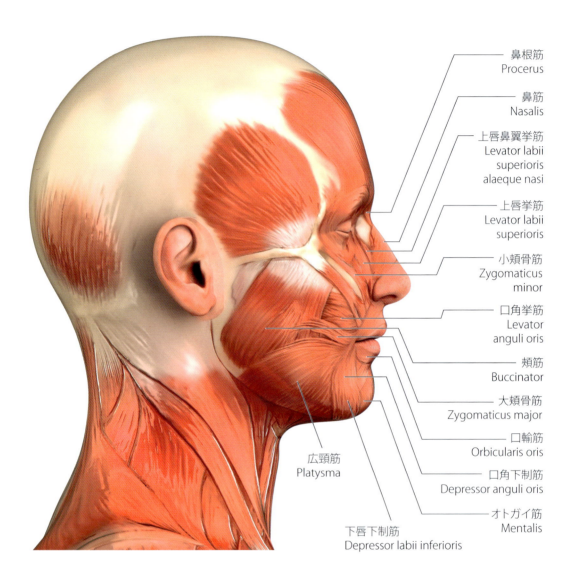

筋	起始	停止	作用
頬筋	下顎骨、上顎骨と下顎骨の歯槽突起、翼突下顎縫線	口角（口角筋軸）：口輪筋	臼歯に向かって頬を押し付ける：舌と一緒に食物を咬合面の間に保持し、口腔前庭の外に食物を出す：ふくらみに抵抗する（吹くとき）
大頬骨筋	頬骨の外側面	口角（口角筋軸）	口の散大筋の一部：唇交連の挙上ー対側の笑い（幸せなとき）：非対側の嘲笑（軽蔑するとき）
口角挙筋	上顎骨の眼窩下部（犬歯窩）		
笑筋	耳下腺筋膜と頬部の皮膚（変異が多い）		口の散大筋の一部：口裂を広げる（歯を見せてにこっと笑うときやしかめ面をするとき）
口角下制筋	下顎底の前外側部		口の散大筋の一部：対制の唇交連の下制（眉をしかめるとき、悲しいとき）
下唇下制筋	広頸筋と下顎体の前外側部	下唇の皮膚	口の散大筋の一部；下唇の後退（下制）およびまたは外反（不機嫌なとき、悲しいとき）
オトガイ筋	下顎体（下顎切歯の歯根の前部）	オトガイの皮膚（オトガイ唇溝）	下唇を挙上し、尖らせる；オトガイの皮膚をあげる（疑いを示すとき）
広頸筋	鎖骨下部と鎖骨上部の皮下組織	下顎底；頬と下唇の皮膚；口角（口角筋軸）；口輪筋	下顎骨の下制（抵抗力に逆らって）；顔面下部と頸部の皮膚を緊張させる（緊張とストレスを表すとき）

出典：佐藤達夫, 坂井建雄監修『臨床のための解剖学』, メディカル・サイエンス・インターナショナル（2008）, p916より

顔面の表情筋

　頭部の開口部を取り囲む表在性の括約筋である。顔面神経（脳神経Ⅶ）に支配される。顔面の皮膚に付着し、これを動かして表情をつくる。

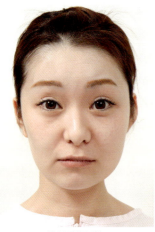

後頭前頭筋
Occipitofrontalis

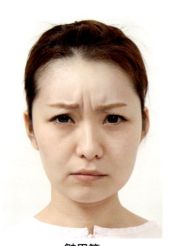

皺眉筋
Corrugator supercilii

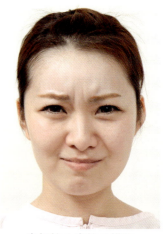

鼻根筋＋鼻筋の横部
Procerus+
transverse part of nasalis

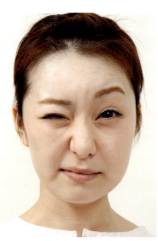

眼輪筋
Orbicularis oculi

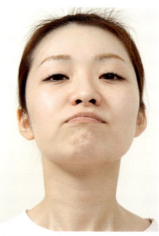

上唇鼻翼挙筋＋鼻筋の（鼻）翼部
Lev.labil sup.alaeque nasi
+ alar part of nasalis

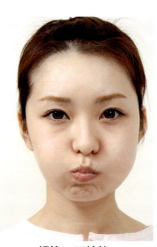

頬筋＋口輪筋
Buccinator
+ orbicularis oris

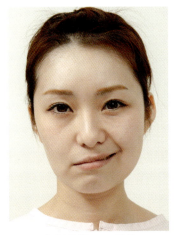

大頬骨筋＋口輪筋
Buccinator+orbicularis oris

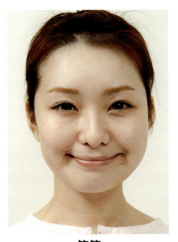

笑筋
Risorius

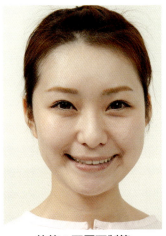

笑筋＋下唇下制筋
Risorius +
depressor labil inferioris

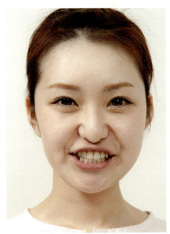

上唇挙筋＋下唇下制筋
Lavator labil superioris
+ depressor labil

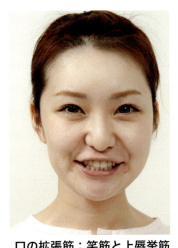

**口の拡張筋：笑筋と上唇挙筋
＋下唇下制筋**
Dilators of mouth:
isorius plus lavator labil superioris
+ depressor labil inferioris

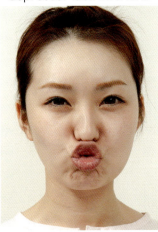

口輪筋
Orbicularis oris

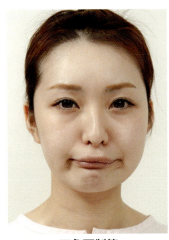

口角下制筋
Depressor anguli oris

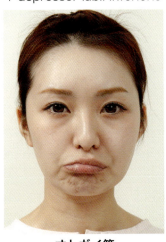

オトガイ筋
Mentalis

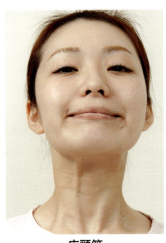

広頸筋
Platysma

美容鍼灸とは―概論

顔面の動脈

顔面の主な血管（正面）

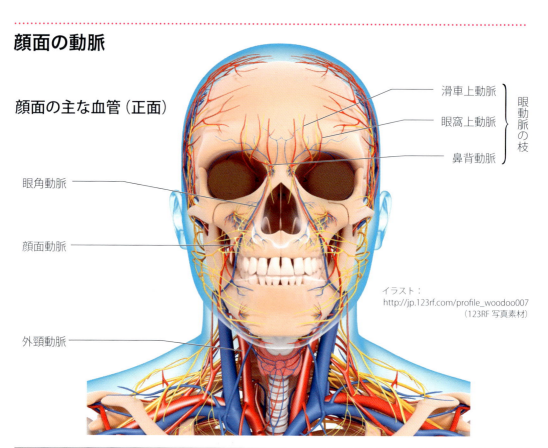

動脈	起始	走行	分布
顔面動脈	外頸動脈	顎下腺の深層を上行する；下顎骨の下縁で曲がり、顔面に出る	表情筋と顔面
下唇動脈	口角近くの顔面動脈	下唇の内側を走る	下唇
上唇動脈		上唇の内側を走る	上唇、鼻翼、鼻中隔
外側鼻動脈	鼻の横を上行する顔面動脈	鼻翼に向かう	鼻翼と鼻背の皮膚
眼角動脈	顔面動脈の終枝	内眼角に向かう	頬の上部、下眼瞼
後頭動脈	外頸動脈	顎二腹筋後腹と乳様突起の内側を通る；後頭部で後頭神経と併走する	後頭の頭皮（頭頂まで）
後耳介動脈		乳様突起と耳の間を茎状突起に沿って耳下腺深部を後方に走る	耳介後方と耳介の皮膚
浅側頭動脈	外頸動脈の小さな終枝	耳の前方を上行して側頭域に向い、頭皮に終わる	顔面筋、前頭部と側頭部の皮膚
顔面横動脈	耳下腺内を通る浅側頭動脈	咬筋の浅層、頬骨弓の下で顔面を横切る	耳下腺と耳下腺管、顔面の筋の皮膚
オトガイ動脈	下歯槽動脈の終枝	オトガイ孔を出て、オトガイに向かう	顔面の筋、オトガイの皮膚
眼窩上動脈	内頸動脈の枝である眼動脈の終枝	上眼窩裂から上方に向かう	前頭部と頭皮部の筋と皮膚
滑車上動脈		滑車上切痕から上方に向かう	頭皮部の筋と皮膚

出典：佐藤達夫, 坂井建雄監修『臨床のための解剖学』, メディカル・サイエンス・インターナショナル (2008), p928 より

顔面の静脈

顔面の主な血管（側面）

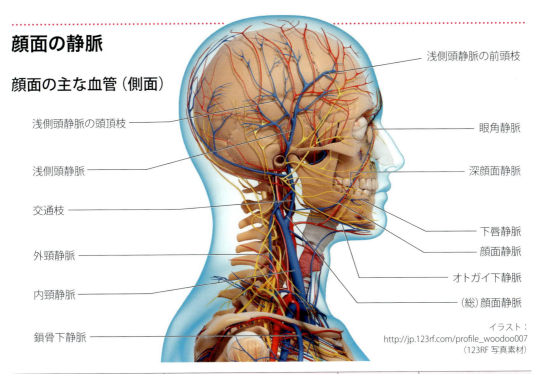

イラスト：
http://jp.123rf.com/profile_woodoo007
（123RF 写真素材）

静脈	起始	走行	終端	排出域
滑車上静脈	前頭と頭皮の静脈叢から始まり、浅側頭静脈の前頭枝との対側の枝、眼窩上静脈と交通する	前頭の中線付近から鼻根へ向かう下行する、眼窩上静脈と合流する	鼻根で眼角静脈	頭皮と前頭の前部
眼窩上静脈	浅側頭静脈の前頭部で支流と吻合し、前頭部で始まる	眼窩の内側上方を通る		
眼角静脈	滑車上静脈と眼窩上静脈の合流により、鼻根部で始まる	鼻根と鼻側部に沿って、眼窩上縁に向かって斜めに下行する	眼窩下縁で顔面静脈になる	頭皮と前頭の前部；上・下の眼瞼と結膜；海綿静脈洞から静脈血を受けることもある
顔面静脈	眼窩上縁を通る眼角静脈の続き	鼻の外側縁に沿って下行し、外鼻静脈と下眼瞼静脈を受ける；その後、下顎下縁に向かい顔面を斜めに横切る；下顎後静脈から交通枝を受ける（交通枝を受けた後はしばしば総顔面静脈とよばれる）	舌骨の反対側あるいは下方で内頸静脈	頭皮と前頭の前部；眼瞼；外鼻；頬前部；口唇；オトガイ；顎下腺
深顔面静脈	翼突筋静脈叢	上顎骨上で頬筋上方と咬筋深層を前方に走り、咬筋内側縁から前縁に現れる	顔面静脈の後方に入る	側頭下窩（顎動脈の分布域のほとんど）
浅側頭静脈	頭皮側方と頬骨弓に沿った広範囲の静脈叢から始まる	前方と側法の支流は耳介の前方で合流する；頬骨弓の側刀根と側頭部からきたものが交差し、耳下腺に入る	下顎頸後方の顎静脈と合流し、外頸静脈を形成する	頭皮側面；側頭筋の浅層；外耳
下顎後静脈	浅側頭静脈と顎静脈の吻合により耳の前方で形成される	耳下腺を通って下顎枝の後方深層に走る；下端で顔面静脈と交通する	後耳介静脈と吻合し、外頸静脈を形成する	耳下腺と咬筋

出典：佐藤達夫, 坂井建雄監修『臨床のための解剖学』, メディカル・サイエンス・インターナショナル (2008), p929より

顔面の神経

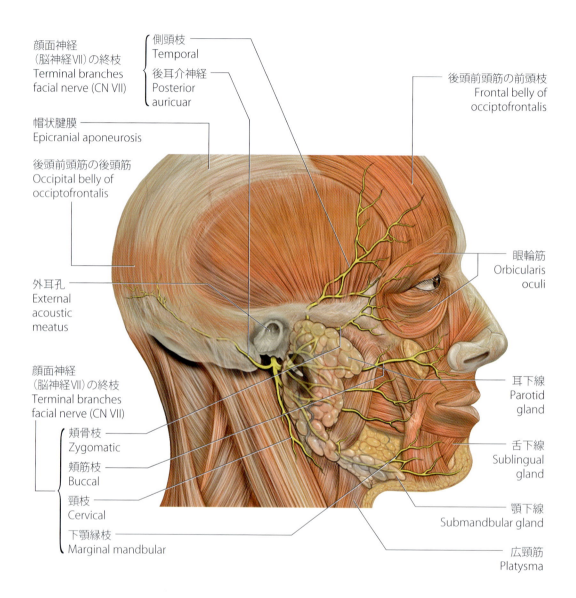

イラスト：Patric J. Lynch

美容鍼灸とは　―各論―

施術に用いる物品

　上田式美容鍼灸®では筋肉に対する治療、真皮層に対する治療にマイクロトラウマを作るため1～3番鍼を用いる。特に後述するロイヤルリアクティブポイント®は刺鍼転向法を行うため、2番を用いる。男性は角質や真皮層が硬い場合があり、3番を用いる場合もある。

　また内出血予防手技の道具などをあらかじめ準備して施術に望む。

　参考までに上田式美容鍼灸®、認定美容美容鍼灸師養成講座で使用している物品を以下に示す。

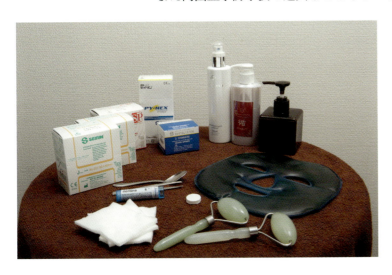

□ セイリンJSP15　　　1番(赤)5分	□ 鏡
□ セイリンJSP15　　　02番(深緑)1寸	□ 磁石（皮内鍼使用後　落とした鍼を集めるのに用いる）
□ セイリンJSP15　　　1番(赤)1寸	
□ セイリンJSP15　　　2番(黄)1寸	□ 化粧水
□ セイリンJSP15　　　3番(青)1寸	□ レスキュークリーム
□ セイリン皮内鍼　SS/NS No.1 × 6（01番 6mm）	□ アルニカ 6C
	□ スプーン（あざ冷却用）
□ 皮内鍼用ピンセット	□ スクワランオイル
□ アルコール綿花・乾いた綿花	オプション：マイクロカレント治療機器
□ ボール	
□ 漢方ローション	
□ コットンフェイスマスク	
□ ゲルマスク	

リスク管理・内出血対策に用いる道具

　顔の悩みを改善したいと来院されるクライアントに対して、顔の内出血のリスクを最大限に回避することは非常に重要なことである。特に信頼関係がまだできていない1回目の施術で内出血を起こした場合に、鍼への恐怖心や美容鍼灸や鍼灸治療への意欲を低下させてしまう。このようにならず、クライアントが喜び、来院時に抱いていた期待以上の結果を出しQOLの向上に貢献するためにも、基本的な安全管理を行う。

　原則として内出血対策には圧迫とアイシングを行う。

✤ 止血用物品

　止血用物品には、医療用のカット綿や綿棒を用いる。アルコール

準備物品写真

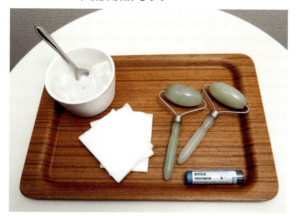

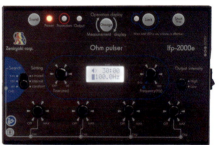

株式会社 全医療器
オームパルサー LFP2000e

■準備物品

○止血用 　・乾いたコットン 　・綿棒 ○アイシング用 　・銀製スプーンもしくは銅製スプーン 　・翡翠ローラー 　・水と氷 　・小さいボール	○吸収促進、アフターケア 　・ホメオパシー　アルニカ6C　タブレット 　・アルニカクリーム 　・バッチフラワーレメディ　レスキュークリーム 　・800ガウス磁石 　・ラベンダーオイル ○治療院でのケア 　・マイクロカレント法 　　（オームパルサー LFP2000e 等）

綿等を用いると薬品成分が表皮、真皮層に浸透し、肌が荒れるリスクがある。乾いたコットンでしっかりと圧迫止血する。内出血予防が主であるので、間違っても刺絡のように瘀血だからと絞り出すなどの非医学的な行為は顔に対して行わないこと。

✤ 出血を認めた場合や毛細血管を傷つけた場合

ごく微量な出血の場合は必要ないが、にじみ出てくるような出血、毛細血管が傷つき、明らかにしこりのようになる場合は、圧迫止血後、アイシングを行う。抜鍼時にあらかじめ、ボールなどに氷水を作っておき、その中にスプーン2本もしくは翡翠ローラーを冷やしておく。この冷やしたスプーンで内出血部位のアイシングと圧迫止血を30〜60秒程度行う。翡翠ローラーを用いても良い。

✤ 内出血のアフターケア

内出血が起き、圧迫止血しアイシングした後に行うアフターケアは、内出血斑の吸収を促進させるクリームやアロマオイルなどを用いるとよい。植物のエキスからできているバッチフラワークリームやアルニカクリーム、ホメオパシーで使われるアルニカ6Cのタブレットなどは改善を促進できると考えられており、医薬品ではなく雑貨扱いなので、鍼灸師でも問題なく使用することができる。また、やけどやあざの改善に古くから用いられているラベンダーオイルを塗布するのも効果的である(但し、肌につけても問題ないラベンダーオイルを使用すること)。

✤ 治療院でのアフターケア

内出血斑の吸収、回復促進に使用出来る治療機器として、マイクロカレントがある。内出血を起こした部位にマイクロカレント療法を行う。吸収を早めるために1日に10分〜20分程度を1〜2週間程度、毎日行う。どうしても毎日の通院が難しい場合は週に2〜3回程度行う。

※補足

マイクロカレントとは、マイクロ波により、ミトコンドリアのATP産生を促進し、細胞の修復機転サイクルを高める電気療法のひとつ。内出血の吸収を早める効果が期待できる。肌には、ターンオーバー促進、マイクロトラウマ後の細胞の回復促進効果が見込めると考えられている。

美容鍼灸とは─概論　　*37*

リスク管理・施術前・中・後に行う注意事項

❖ 事前の問診と対策
○脳血管障害や心疾患、その他の血液疾患などで血栓予防薬や線溶系予防薬を定期的に服用している方へは、原則美容鍼を行わない。
○上記該当患者に施術する場合は、内出血のリスクのインフォームドコンセントを十分に行う。
○上記該当患者に施術する場合は、鍼の数を減らす、目元など内出血しやすい場所を避けるなど、より慎重に行い、状態を把握する。

❖ 抜鍼時
○カット綿もしくは綿棒を、左手もしくはベッドサイドに準備しながら抜鍼する。
○抜鍼は慎重に行う。1本抜く都度5〜10秒間待ち、出血の有無を確認する。問題ない場合は次の鍼を抜くというように安全に行う。
○出血した場合、速やかにコットン、綿棒で圧迫止血を10〜20秒間行う。
○圧迫を解除して、10秒数えても出血してこないことを確認し、次の抜鍼に進む。出血してくる場合は、速やかに圧迫止血をする。
○出血が多い場合や、毛細血管が避け血液が漏れて腫れる場合などは、圧迫止血後、速やかに冷やしたスプーンまたは翡翠ローラーでアイシングを行う(30秒〜1分)。
○出血部位に、アルニカクリームまたは、レスキュークリームを塗る。

❖ 帰宅時
○再度、アルニカまたはレスキュークリーム、ラベンダーオイルなどを塗る。

❖ その他のケア
○内出血が予想される箇所や、内出血部位に対し、マイクロカレントを行う。
○48時間以内は原則アイシングを促す(熱感、ヒリヒリした感じなどの知覚異常がある場合)。損傷組織の内圧上昇と周辺組織の酸

欠予防に行う。
○3日目以降は温める。軽く按じる程度でマッサージをするのもよい。血腫の吸収が早くなる。

✤ アドバイス
○施術翌日までを目安にアイシングを促し、その後は温め、軽いマッサージを促す。

✤ 治療院・サロンでのアフターケア
○マイクロカレントがある場合は、次回来院時、内出血の状況に応じてマイクロカレントを使う。無い場合は、軽いマッサージやアルニカクリーム、レスキュークリームを用いる。

抜鍼時の写真

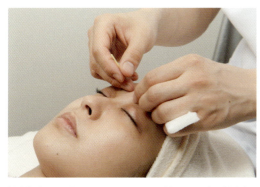

抜鍼時は、左手にコットンを持ちながら抜鍼。

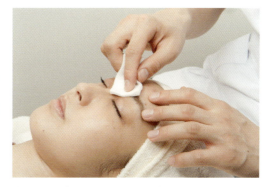

内出血を確認したら圧迫止血。

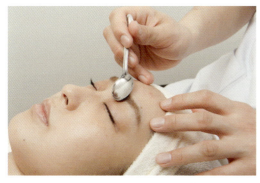

圧迫刺血後、氷水で冷やしたスプーンでアイシングを行う。

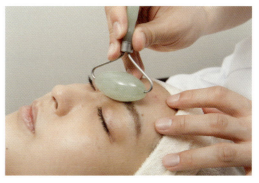

翡翠ローラーを氷水で冷やしアイシングするのもよい。

同意書

　内出血によるトラブル予防のため、また鍼灸治療の施術後の眠気、倦怠感など副作用的な内容を事前に説明する必要がある。必ず施術に入る前に書面と口頭で説明し同意を取る。同意書を取らずに施術をし、内出血が起きた場合にクレームの対象となるので、十分に注意する。同意書のサンプルを以下に示す。複製して使用するのは問題ないが、クレーム対応などは自己責任で行うこと。

コラム

セミナー受講生の声から

Q 抗血液凝固剤を服用の場合、どのように注意すればよいでしょうか？

A 飲み始めて３〜６か月の人は避けます。３か月は回復期であり、処方内容が変わることがあります。６か月以上経過すれば、おおよそ慢性期に入っているので、初診は鍼の数を減らして少し様子をみます。いつも半顔８〜12本くらい使っているなら、６本くらいで施術をし、問題なければ、次は少し増やしてみるなど、段階的に手技を増やすとよいでしょう。

せっかく期待をもって来ているのに、顔の鍼をしないと、満足感を得ていただけないかもしれませんが、いきなりフルコースを行うのはリスクが高いため、数を絞ってポイントでやり、「鍼の本数は少し様子を見させてください。その代わり、マッサージの時間を充実させますね」や「オプションサービス（安全な手技やパックなど）を無料でさせていただきますね」など、コミュニケーションを取りながら、調整していきましょう。いろいろな手技を行い、内出血で本人の治療を受けたい意欲を損なうことは、結果としてその人の悩みが改善せずに治療を終了することになるため、避けたいところです。はじめは慎重に行い、安全に結果を出し、信頼関係を築くことに集中されるのがよいでしょう。

説明と同意書

20　　年　　月　　日

鍼灸師 _____

私は、_____ 様に対して、施術の目的、方法、合併症、起こりえる危険性に
ついてつぎのように説明いたしました。

　説明内容：美容鍼灸（美顔はり）について
　美容鍼灸は全身の体のバランスを整えながら、美顔ケアをすることで体の中から本来の美と
健康を導きだす、総合的な全身・美顔ケア法です（当サロンで使用する鍼はすべて滅菌された
使い捨て鍼です）。
　美容鍼灸では、まずはじめにカウンセリングを行います。
　施術では、はじめに漢方のパックを行い、同時に鍼灸により体のバランスを整えていきます。
全身ケアの鍼をしたまま、美顔はりを行っていきます。美顔はりを行う場所はカウンセリング
に基づき行っていきます。すべての美顔はりを行った後、１０～１５分程度置鍼します。その
後、美顔マッサージを行います。
　美顔マッサージでは、肩周辺、背部、首、頭皮のマッサージを行います。またリンパの流れを
促すために、首、鎖骨周囲、大胸筋上部付着部のマッサージを行います。その後、筋肉を引き締
めるために美顔ローラーで冷やします。なお、施術内容が変化することがあります。
　施術効果の現れ方は体調や生活習慣によって異なり、その効果は保証されるものではありま
せん。目に見えた変化が現れないこともあります。ご期待に添えない場合が起こる可能性も
あることをご了承ください。
　偏頭痛をお持ちの方は施術により悪化することがあります。発作的に起こるケースでは目
安として３か月以内に発作が起きていないことが施術を行う条件になります。偏頭痛の発作
が出る場合は先に偏頭痛の鍼灸治療や西洋医学的な治療を受けることをお勧めします。その
他、施術前には判断不可能だった症状が現れることがあります。鍼をした際に、毛細血管など
を傷つけ、内出血や紫斑（青あざ）などができることがあります。起きた場合、１０日間から２、
３週間程度で消失することがほとんどですが、その期間内に消失しない可能性もあることにご
留意ください。万が一内出血や紫斑（青あざ）が発生した場合でも、その間の不利益（仕事の休
業、精神的苦痛など）の保証は致しかねます。
　美顔はりにより神経損傷が起きる可能性はほとんどありませんが、起きる可能性もあること
にご留意ください。施術中、鍼のひびきを感じることがありますが、それは鍼特有の作用です。
施術による血行改善により、眠気、倦怠感（だるさ）を起こすことがあります。
　安全に最善の注意を心がけ、豊かな時間とより美しい生活を支えるため最大限の施術をさせ
ていただきます。

私は上記の内容の説明を受け、同意しました。

20　　年　　月　　日

　　氏名 _____

上田式美容鍼灸®の治療手順

　上田式美容鍼灸®の施術の流れをここに示す。
　およそ60分程度の治療コースとなる。肩背部の治療を行う場合は、問診後、漢方パックの前に行う。
　施術前のスクリーニング：患者をみる前に、禁忌リストにより適応か補足説明が必要かチェックを行う。

プレトリートメント（施術準備）：

1．問診表に記入してもらう。
2．施術内容を説明、同意書を取る。
　　補足：同意書は患者さんに読んでもらいサインをするのではなく、術者が口頭で説明し同意を取る。施術内容、あざ(内出血)が起こるリスクがあること等を伝える。
3．治療着に着替え、洗顔をしてもらう。またはクレンジングを行う。
　　補足：消毒薬は肌を傷めるため、流水で洗い流し、それを消毒と見なし特に顔への刺鍼時に消毒は不要である。術者の手はもちろん衛生学的手洗いで清潔を保つようにする。どうしても消毒を行いたい場合は滅菌生理食塩水で拭き取るとよい。
4．患者（クライアント）の要望・希望を明確にし、記録する。
　　患者に鏡をみてもらい、どんな悩みがあるのか話してもらう。現病歴、既往歴、手術歴、処方薬、入院歴、いままで受けた治療などを確認する。体の状態や肌の悩みを問診する。
5．施術者が患者の状態を確認し、記録する。
6．施術者と患者とともに顔のアンバランスをみる。
　　頬の硬さ、フェイスラインの左右差、頬の高さ、目尻の高さ、目まわりのむくみ、クマなどを記録する（顔の見方の項を参照）。

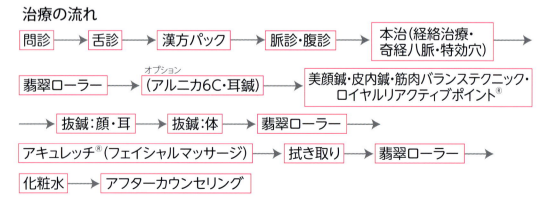

治療の流れ

問診 → 舌診 → 漢方パック → 脈診・腹診 → 本治（経絡治療・奇経八脈・特効穴） → 翡翠ローラー → オプション（アルニカ6C・耳鍼） → 美顔鍼・皮内鍼・筋肉バランステクニック・ロイヤルリアクティブポイント® → 抜鍼：顔・耳 → 抜鍼：体 → 翡翠ローラー → アキュレッチ®（フェイシャルマッサージ） → 拭き取り → 翡翠ローラー → 化粧水 → アフターカウンセリング

1. 問診・舌診を行う

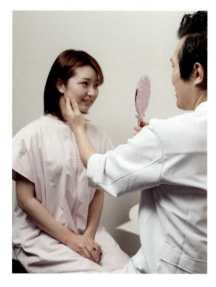

体の状態、肌の悩み、既往歴、現病歴、ライフスタイル全般などを伺う。
この際に肌の悩みの優先順位をつける。

2. 漢方パックを行う：
漢方ローション―meguri―

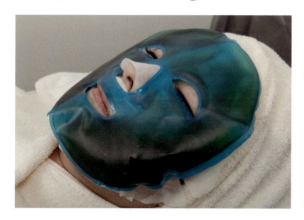

約10mℓをコットンマスクに吸収させ、フェイスパックをする。
さらに温かいジェルマスクで覆う。
補足：漢方ローションは、内出血予防とのぼせ予防の鎮静化のために用い、また温かいジェルマスクで被うのは、顔の血流を改善させて顔への刺鍼を行う時に内出血するリスクを予防するためである。

3. 脈診、腹診を行う

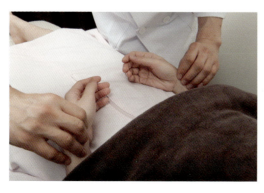 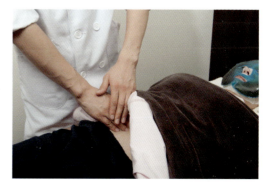

美容鍼灸とは―概論

4. 身体の治療：経絡治療・奇経治療、特効穴などを使い、全身治療を行う

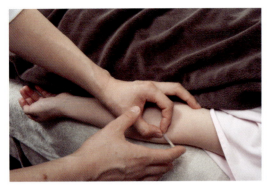 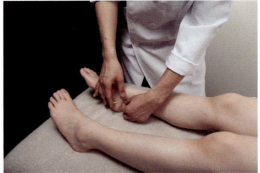

補足：体への鍼はのぼせ予防のため必ず置鍼する。本書では経絡治療・奇経治療を用いるが、全身治療を行うことが重要であるので、日頃から自分が専門としている全身治療法（積聚治療、長野式鍼灸、中医鍼灸治療など）があれば、それで代用してもよい。

5. フェイスパックを取り、翡翠ローラーで首、顔をクールダウンし、美顔鍼に備える

パックをすることで血流が良くなっているので、のぼせ予防に一度翡翠ローラーでクールダウンする。

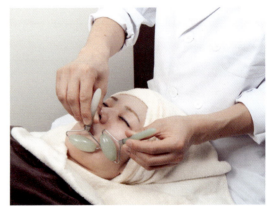

6. 美顔鍼(オプションで耳鍼も行ってもよい)：15分置鍼する

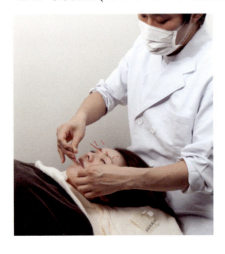 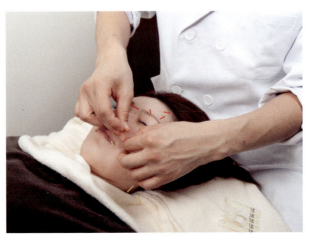

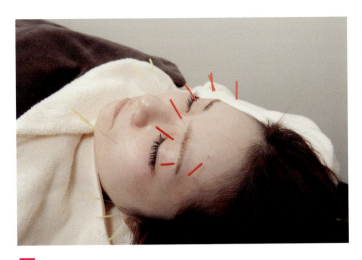

注意：体の置鍼をしたまま、顔への刺鍼を行う。瀉法は15分程度置鍼。補法は2分程度で抜鍼。

7. 抜鍼

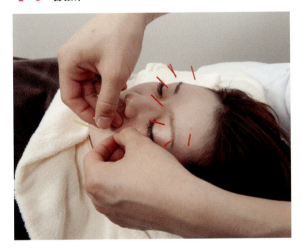

のぼせ予防のため必ず美顔鍼を抜鍼してから、身体の鍼を抜鍼する。
左手に止血用の乾綿を用意しておく。

8. 翡翠ローラーを行う

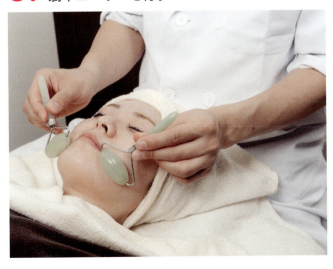

抜鍼後の顔のほてりを翡翠ローラーで取る。

9. アキュレッチ®と保湿

フェイシャルマッサージとして、経絡小顔ストレッチ(アキュレッチ®)を行う。この際、スクワランオイルを用いる。オプションなどで、リフトアップクリームを使っても良い。

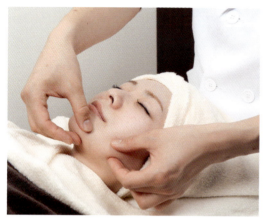
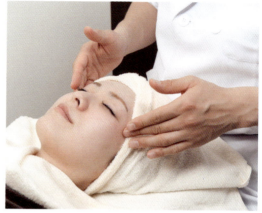

10. オイルを拭き取る

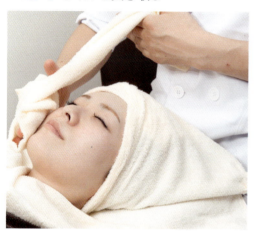

アキュレッチ®後、蒸しタオルで拭き取る。
※詳しくはタオルテクニックを参照。

11. 翡翠ローラーでクールダウンする

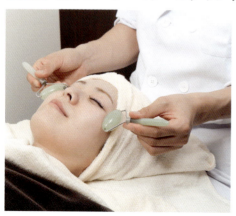

翡翠ローラーを使って、陰をめぐらせる(クールダウンさせる)。

12. 化粧水をする

最後に、化粧水で保湿する。

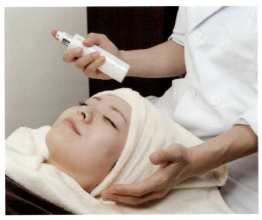
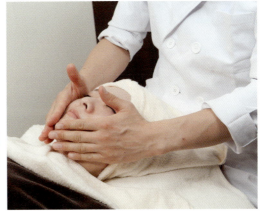

13. 施術効果を評価する

施術前後に写真を撮り、状態を比べるのもよい。

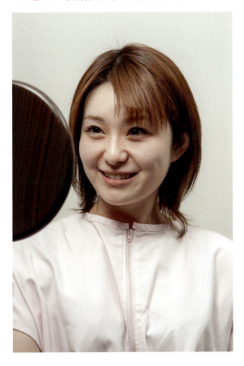

14. アフターカウンセリングを行う

通うペースやホームケアなどを再度伝え、終了とする。

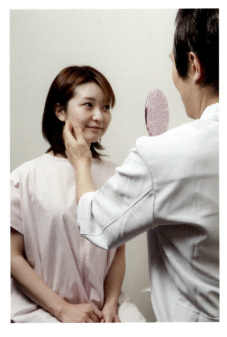

アフターカウンセリング

1. クライアントの初回の反応、年齢、健康状態、栄養状態、ライフスタイルによるが、クライアントに治療期間を伝える。一般的に週1回、トータル10回の治療回数を要する（5回で維持感がつき、10回で定着する）。喫煙者やたるみが著しい場合は、倍の治療回数を要す（理想的なペースは1回/週。ベタープランは10日〜2週間に1回。期間を空けても最大2〜3週以内にする。集中治療期間に間が空く場合は週3回が上限となる）。喫煙者は少なくとも15回以上の治療が求められる。一般的に、はっきりとした効果は4〜5回目の治療後に現れる。

2. メンテナンス（効果を維持していくために）
   治療期間の終了後、初期は2週おき、3週おきと徐々に回数を減らしていき、3〜4週に1回行っていく。また、特別な行事の前に治療を受けることを勧める。
   一般的なエイジングペースの場合、月1〜2回のメンテナンスで見た目年齢−5〜10歳を維持できる。メンテ期間が半年から1年空いた場合、再度、5回程度の集中治療（週1回ペース）を行う.

3. 助言・指導
   食事のサポート指導　リラクゼーションや呼吸法の指導
   ライフスタイルへのアドバイス：運動、睡眠習慣、水分摂取etc.

顔の見方

問診や施術による改善状況を把握するため顔の状態をクライアントとともに把握し、記録する。このための顔の見方を示す(東洋医学的な顔の見方は心の章を参照)。

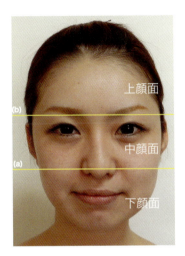
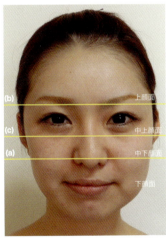
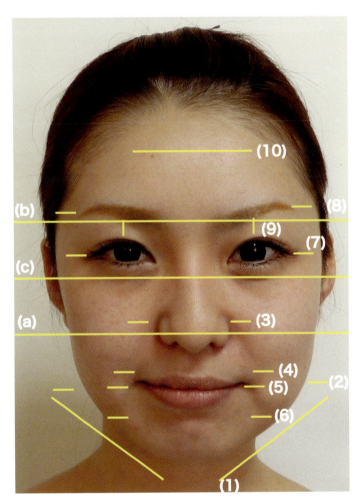

Step 1　概観を掴む

全体的に捉えるため、顔を上記(a)、(b)で区切り、上顔面部、中顔面部、下顔面部と顔を3分割する。中顔面部にさらに(c)を加え、中上顔面部、中下顔面部と分けると目元、チークの状態と分けて把握しやすい。シワ、たるみ、肌のトラブルなどを確認、次に左右差をみる。

Step 2　各部位をみる

Step 1で大枠を把握した後、

（1）フェイスライン：フェイスラインの左右差、タルミの左右差を
　　　みる。
（2）下顎角：下顎角の高さの左右差、硬さをみる。
（3）鼻唇溝上端：ほうれい線の深さ、ほほのたるみ、左右差をみる。
（4）ほうれい線：ほうれい線の深さ、長さ、左右差をみる。
（5）口角：口角の下がり具合、たるみ、左右差をみる。
（6）口角下端：口角下端のたるみ、しわ、左右差をみる。
（7）目元：目尻の高さと左右差、小じわをみる。
（8）眉尻：眉尻の高さと左右差をみる。
（9）眼瞼：上眼瞼末端と眉の中心部との距離をみる。
（10）前額：おでこのシワ、前頭筋の動きをみる。

体
The Body

美容鍼灸における全身治療

はじめに

この項目は古典治療の初学者向けに書いた。すでに基本治療として全身治療を行っている方で顔への手技を学びたい方はこの章を飛ばし、美容鍼(顔への刺鍼)のページ(顔の章)に進んでもらいたい。また、経絡治療や奇経治療をすでに取入れ実践している方、他の治療法を確立している方はこの項目を飛ばし、顔の悩みに対する特効穴を参考に学んでいただけたらと思う。

美容鍼灸が全身治療であることはすでに述べた。その全身治療に関してどのように治療していくか、ここでは経絡治療と奇経治療を紹介する。正直なところ、経絡治療派として大変御高名で勉強会を主催され、研究発表や書籍をいくつも書かれている先生が多数いらっしゃる中で、美容鍼灸の中の一項目としてわずかなページで紹介するのは恐れ多く執筆すべきか否か考えた。しかし、だれもが古典や全身治療を学んでいるわけでなく、残念ながら最近では鍼灸学校で古典鍼灸を学ぶ機会がなく、現代鍼灸で痛いところに鍼をして、パルス療法をすることしか学んでいない鍼灸師もいる。また鍼灸免許を取得したが、鍼灸接骨院などに就職し、これまで局所療法で運動器疾患しか治療を行わず、内科的な鍼灸治療は全くお手上げという鍼灸師もいる。こうした事情を持ちながら美容鍼灸を学びに来る方も多い。本書を読まれている方でも当てはまる読者は少なからずいるだろう。美容鍼灸で出会う人は、運動器疾患とは違った症状を抱えている人、一見症状がないように思えても予防的に健康レベルを上げる必要がある人、とにかく疲れている人など様々である。本治法、経絡治療はクライアントのQOLを上げ、また顔の局所療法の持続効果も高くなり、期待値を超えた治療を提供できるため、このような時にもどのように対応するか明確となるため、学んでおくべきであろう。そこで、美容鍼灸を学ぶ機会に、少しでも本治の力を認識して、まずはじめてみるきっかけを提供できたらと思い、認定美容鍼灸師養成講座では本治法を講義している。本書でもこの方針に準じて、まったくの初心者がはじめやすい入り口の内容を書くに至った。

これまで古典に触れていなかった方々によいきっかけとなったら嬉しい。

なぜ古典治療、経絡治療なのか

　私はもともと看護師をしていて、その中で西洋医学の限界を感じ鍼灸師となった。鍼灸学生の時は正直、最悪の学生だった。それまで大学病院の集中治療室に勤めており、また鍼灸学生の時も救命病棟でアルバイトをしながら鍼灸学校に通っていた。看護師として、血液データや各種画像データ、そして人工呼吸器や強心剤などの薬物療法で生命を救う現場に身を置いていた。だから目に見えない東洋医学の概念がまったくもって受け入れられなかった。つねにツッコミを入れるひどい学生だった。しかし、学生の時に、病院やクリニックの中で鍼灸を取り入れたり、医師で鍼灸を学んでいる方々がどんな治療をしているのか学びに行ったときに完全に考えが変わってしまった。実際の患者さんを治療する勉強会で、皮膚疾患の患者さんが、診察を受けるなり、講師の医師が脈や舌を診ていく。そして鍼灸師も合わせて診断し証立てについて議論をしていく。そして、経絡治療で本治をし、局所療法も行うと約20分後には、赤かった症状は消えていた(病名は記憶していない)。また頸椎損傷で歩行障害があり車イスで来た方にも、脈を診て経絡治療を行い、頭皮鍼も行って歩行が少しできるようになっていたのである。必ず経絡治療で本治を行う。すると全身の経絡のバランスが整うので、局所療法もよく効くようになり、治療経過が違うことを知った。このときに、西洋医学の限界を感じ鍼灸を目指したのに、西洋医学の頭でのみ鍼灸を考えようとしていた自分が間違っていたことに気付いた。そこから脈診の勉強会に通うようになり、短い期間であったが経絡治療を主に行っている施設で研修を受けることになった。この経験があり、経絡治療を治療の軸にしていると、とらえどころのないがん患者さんの治療も恐れず治療する心構えができた。私は美容鍼灸が主で一般的な鍼灸治療をしていないように思われるが、実際の治療院は難病の治療も行っている。美容鍼灸を受けているクライアントから難病の紹介も多い。これは日頃から美容鍼灸のクライアント全てに経絡治療をし、全身を整えながら、脈やお腹の状態を話し、その治療の意味を患者教育しているからだろう。局所の顔の鍼をするだけでも

体　The Body　　**53**

一時的な効果はあるが、やはり体調がすぐれない、そもそも自律神経が乱れているなど体の問題が解決していないと持続的な効果は期待しにくい。ニキビの治療をするのに、抗生剤を処方するだけで、胃腸やホルモンの異常を整えないとまたニキビができてしまうのと同じように、ニキビの鍼灸治療をするときに、局所の鍼だけで、ニキビができる体の問題を治療しなければ、またニキビはできてしまう。こうした全身の状態を整えていくのに、経絡治療は非常に役立つ。この機会にぜひ学び、また深く学ばれる場合は、専門書や脈診の勉強会に足を運んでみて欲しい。

上田式美容鍼灸における経絡治療・奇経八脈の意義

顔は心、体、全身経路の状態を表す鏡

　自然界で綺麗な花が咲くには、土台として根がしっかりと張り、そこに十分な水や栄養が必要である。美しい肌を作ることもこれと同じで、土台である体を整えることが重要である。胃腸や便通が悪ければ、肌荒れ・ニキビ・たるみを起こす。不眠があれば、肌荒れ・クマ・疲れ顔になる。ストレスにより、体がこわばり血流が悪くなり、肌荒れ・しわ・たるみを招く。肩こりやからだの歪みがあれば、姿勢が悪くなり下を向きがちになり、二重あご・たるみを助長させる。

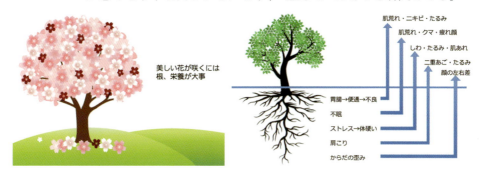

　顔の悩みや自覚症状は、身体全体の不調を表す氷山の一角であり、本当の原因はその氷山の一角の下にある。つまり土台である体の不調が原因である。見えている部分の治療をしても、それは対症療法であり、全体の治療の2割程度の改善となる。根本治療をすることで残りの8割である目に見えない部分の治療ができ、よりよい改善を見込める。

　具体的にこの氷山の一角の下には何があるのか。それは疲労やストレス、生活習慣などによる生命力や免疫力の低下、血流不良、自律神経・ホルモンのアンバランスであり、また電磁波などの影響で生体電流が乱れ、それにより起きた体の様々なバランスの崩れである。これらが原因となって、様々な不調を感じたり、目に見えた症状(たるみ、しわ、しみ、疲れ顔、可動域制限など)がでてくる。

　乾燥などが原因で肌が荒れている、皮膚の油分が少ない場合、もちろん保湿クリームは必要である。また美しい肌を維持していくため、美容液やパック、美顔器なども有効である。しかし、これは見えている部分のケアとなり、問題の2割程度の改善に過ぎず、このトラブルを起こす土台の根本改善にはなっていない。

　この局所と根本改善を総合的に行うのが美容鍼灸である。『美容鍼灸の定義』で述べたように、全身治療である美容鍼灸は、顔を足

先から頭頂まで全身を流れる経絡を映し出す鏡としてアプローチする。顔は全身や心、精神の健康を映し出す鏡であり、経絡のバランスを整えることでその鏡の元である全身を治療(本治)し、同時に局所の顔の悩みを解決(標治)する。実際にどのように治療するのか、次に述べる。

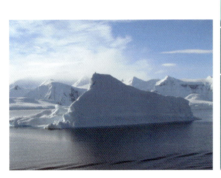
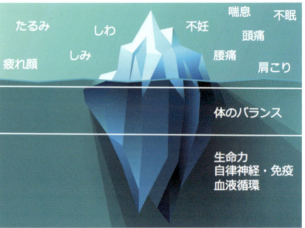

体の問題を3層にわけ治療する

　体が持つ複雑に絡んだ原因を、上田式では便宜的に3つの層に分け治療していく。最も深い層、レベル1はCore Level(コアレベル)と呼び、生命力低下、免疫、血液循環、自律神経・内分泌などの乱れに対してアプローチする。まさに生命の根源、Core、中心的な問題に対する治療であり、後述する経絡治療でこれを整える。

　次の層、レベル2はBalance Level (バランスレベル)と呼ぶ。これは筋骨格のバランスをさすのではなく、身体全体のエネルギーのバランスを整えることを意味する。現代は4G,5G,wi-fiなど様々な電波が飛び交い、またそれを受配信する端末も多い。IoTも進み、あらゆるものがネットと繋がっている。その様々な機器、端末は電磁波を発生させる。この電磁波が生体磁場を狂わせ、生体電流の乱れを引き起こす。電気が流れる場所には磁場がある。生体も同じで、脳の電気的な活動により、脳に磁場ができる。心臓も同じで、心電図以外に、心臓の磁場をグラフにした心磁図というものもあり磁場の存在を裏付けている。この微弱な磁場が電磁波により狂い、生体電流のバランスが崩れ、様々な症状を生み出す。例えば、突然頭痛が起きたり、特に運動負荷をかけていないのに股関節や膝が痛くなったり、原因がわからず局所的なけいれんが起きるなどがこれに当たるだ

ろう。こうした電磁波などによる生体磁場、生体電流の乱れにアプローチするのがBalance Levelであり、奇経八脈を用い、プラスとマイナスの刺激により一気に整える。後述する奇経八脈は即効性のある治療法である。

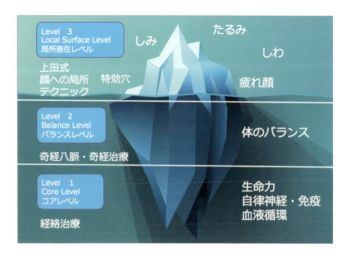

　最後に最も上にある3つ目の層、レベル3はLocal Surface Level（局所表在レベル）と呼ぶ。ここがいわゆる自覚症状の部分で、氷山の一角、見える部分である。しわ、たるみに対する直接的な治療、局所療法、特効穴がこれにあたる。しわに対して後述する上田式しわ取りテクニックや筋バランステクニックで治療する。ロイヤルリアクティブポイントなどのアプローチもレベル3に入る。圧倒的な差を出すが、根本改善ではない。また症状別の特効穴もこれにあたる。ニキビの時に肩髃に灸をするが、それは症状改善のための特効穴であり、厳密にはニキビになりやすい体を調整しているわけではない。つまりレベル1や2の治療ではない。よってレベル3、Local Surface　Levelの治療法となる。
　これら3層の治療が美肌と全身を整え根本改善と本当の美と健康へと導く。
　しかし残念ながら初診のクライエントは見えている2割にしか最初は興味が無い。全身治療を合わせて治療し、まずこの目に見える2割を改善させて喜んでもらう。そして患者教育を同時に行い8割の根本改善の必要性を説く。その時、この土台から整える治療があるからこそ、美しい肌を手に入れることができ、長く続くさらに自信をもった素晴らしい人生が待っていることを伝える。そしてその未来に寄り添っていく事で生涯を支える関係ができる。
　局所的な問題だけでなく、Core Level、Balance Levelを整える経絡治療、奇経八脈をこれからしっかりと学んでもらえたらと思う。

体　The Body　57

経絡治療とは

　6世紀頃に鍼灸は日本に入り発展してきた。江戸時代には、管鍼法を開発した杉山和一が徳川綱吉を治療し、盲人の役職で最高位の検校となり、1693年に世界初の盲人の職業訓練校を作り鍼灸師を育てるなど、医術の中心だった。しかし明治維新、明治3年以降のドイツ医学の採用などにより、教育そのものが廃絶され衰退の一途をたどったようである。明治後、盲学校の教育としてかろうじて細々と残ってきた。昭和に入り、伝統鍼灸の衰退に嘆いた柳谷素霊が昭和10年代に「古典に還れ」とのかけ声により（実際は竹山晋一郎が作ったようであり、素霊は経絡治療に還らなければならない、古典的な治療に還らなくてはいけないと述べている）、岡部素道、井上恵理、竹山晋一郎の3氏により、『素問』『霊枢』『難経』という古典を基礎にして理論体系化されたものが経絡治療である。

　経絡治療は、日本の伝統鍼灸の1つとされているが、素問・霊枢・難経等の古典にその記載はない。その誕生は昭和14年頃である。こうすると伝統医療としては日が浅いように思われるかもしれないが、例えば現代中医鍼灸学は1970年代に全国から老中医を集めて理論と技の収集、整理を行い、国家主導でまとめたものであり、単純に比較は全くできないが、どちらも伝統医学の本質を継承し、古典を発展させた伝統医療であろう。

　当初、経絡治療を普及させるために誰でも出来る脈診の方法として六部定位脈診が採用された。比較脈診・脈差診とも言われ、虚実を診るのに最適とされた。一番弱い脈を虚とし、一番強い脈を実として『証』を決定して治療する方法である。しかし、比較脈診でシンプルなシステム「経絡」の「虚実」がわかる4つの証しかないので限界があるなど、一部の鍼灸師に誤って伝っているようである。証を立てる時には、「虚実」以外に、脈状も診て、手技を加え脈を整え平脈にしていくものであり、大変奥が深い。

　本書ではスペースと私の解説能力の限界があるためあくまで入り口として紹介し、脈状までは解説していない。これをきっかけとして各地域にある脈診勉強会へ足を運んで学びを深めて欲しい。経絡治療研究のための団体は、宮脇和登先生の『よくわかる経絡治療』からの引用になるが、岡部素道氏の岡部系経絡治療学会、井上恵理氏の

井上系、丸山昌郎氏の丸山系、福島孔道氏の福島系に分かれ、この4系統を中心にいくつもの小派がある。本書では、松下幸之助の鍼医であった故黒田嘉孝先生が作られた臨床研修会（私が最初に学んだ経絡治療の勉強会はここである）の掲載許可をいただき、臨床研修会の配穴を紹介する。

本治法とは

本治法は六部定位脈診で「経絡」「虚・実」を診て、脈状で病態把握を行い、全経絡のバランスを整え平らにし、自然治癒力を最大限にし、それにより病が改善していく、全身の調整法である。虚実を整えるのを本治、脈状を判断し整えていくことを標治、そして脈とは関係なく治療していく局所療法として本治を区別する流派、脈状からの治療も本治に含める流派など様々である。本書では、本治法を六部定位脈診で「経絡」「虚・実」を診て整えるものとし、その治療法のみでは限界があることを承知で示す。

六部定位脈診

比較脈診は、左右寸関尺六部の脈位により、配当されている十二経絡の虚実をみて、一番弱い脈を虚とし、一番強い脈を実として、証を決定し、要穴に補瀉をすることで治療ができる。

１．六部定位（臓腑配当）

左			右	
浮（陽）	沈（陰）		沈（陰）	浮（陽）
手太陽小腸経	手少陰心経	寸	手太陰肺経	手陽明大腸経
足少陽胆経	足厥陰肝経	関	足太陰脾経	足陽明胃経
足太陽膀胱経	足少陰腎経	尺	手厥陰心包経	手少陽三焦経

体　The Body　**59**

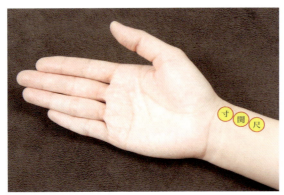

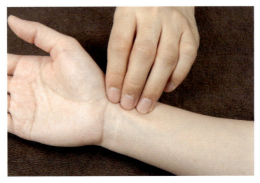
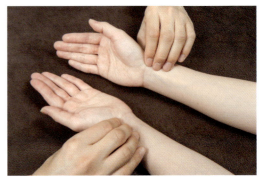

2．脈の見方

　手関節橈骨茎状突起の内側に中指を当てて、その遠位に示指、近位に薬指を添えて脈診する。示指の部分を寸口、中指の部分を関上、薬指の部分を尺中という。但し、患者の前腕は体型により様々であり、術者の手が大きい場合は３本の指が重なる位置に寸関尺があるため、一か所ずつ診ることもある。

補足：臨床研修会では、脈状を把握するため、六部定位の各臓腑を１か所ずつ示指のみで診る。

脈の見方

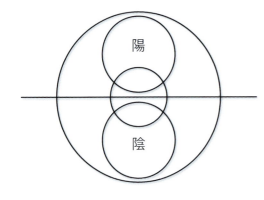

　初心者向けの簡単な見方だが、橈骨動脈の断面を左記のように、中央が胃の氣で、その上部が陽経、下部が陰経としてみる。ゆっくりと推し進め、強いところが実、弱いところが虚として虚実を診る。

証の決定と治療原則

経絡治療の証の決定と治療穴の配穴は、難経六十九難の理論を基本とする。

「虚する者はその母を補い、実する者はその子を瀉す」

五蔵の相性・相克関係

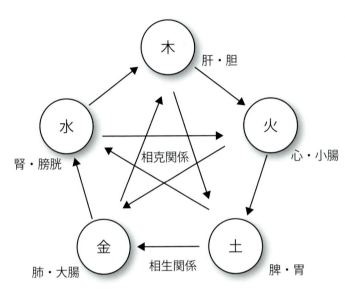

まず、寸関尺の陰経の虚をみていく。一番弱い脈と連続した弱い脈の二経を取り証を決定する。このとき、「肝＝木」、「心＝火」、「脾＝土」、「肺＝金」、「腎＝水」の相生関係で連続した二経の子の方の名前を主証とする。例えば、肝と腎が虚していたら、肝虚証となるし、腎と肺が虚していれば腎虚証となる。治療穴は肝虚証であれば、その母の穴、水穴である、合水穴、曲泉と陰谷を補う。心が虚している場合は死を意味するので、心虚証はない。

各証に用いる要穴を表に示す。

陰経要穴

○腎虚証
　腎経：復溜(KI7/経金穴)・陰谷(KI10/合水穴)・太谿(KI3/兪土原穴)
　肺経：経渠(LU8/経金穴)・尺沢(LU5/合水穴)・太淵(LU9/兪土原穴)

○肝虚証
　肝経：曲泉(LV8/合水穴)・太衝(LV3/兪土原穴)
　腎経：陰谷(KI10/合水穴)・太谿(KI3/兪土原穴)

○脾虚証
　脾経：太白(SP3/兪土原穴)、公孫(SP4/絡穴)
　心包経：大陵(PC7/兪土原穴)、内関(PC6/絡穴)

○肺虚証
　肺経：太淵(LU9/兪土原穴)、経渠(LU8/経金穴)
　脾経：太白(SP3/兪土原穴)、商丘(SP5/経金穴)

○心包虚証
　心包経：大陵(PC7/兪土原穴)、内関(PC6/絡穴)
　肝経：太衝(LV3/兪土原穴)・行間(LV2/栄火穴)

体　The Body

✤ 腎虚証の補足

原穴は自経を強める働きがあるため、原穴を取る。

✤ 肝虚証

一般的には合穴と井穴を補うが、井穴は爪甲部にあり瀉法になりやすいため、自経を高める原穴を取る。

✤ 脾虚証

脾の母の穴は、火穴であり、心包経の労宮は手の平にあり瀉法になりやすいため、絡穴を取る。

✤ 鍼の方向、深さなど

陰経は原則として補法で治療するため、流注の流れにそって刺鍼する。また深さは切皮程度だが、肺は最も浅く、腎が最も深い場所に経絡が流れているため、深さも証や目的とする経絡により異なる。

✤ 補助療法、局所療法

本治法を補助する治療法として、奇経治療や脈とは関係なく全身を調整する経穴を取ることがある(後述)。局所療法として、障害部位を治療することもある。

参考文献

東鍼校フォーラム・プロジェクト『柳谷素霊に還れ』, 医道の日本(2009)
大浦慈観『杉山真伝流臨床指南』, 六然社(2007)
Wikipedia http://ja.wikipedia.org/wiki/杉山和一
松田博公『日本鍼灸へのまなざし』, ヒューマンワールド(2010)
『経絡治療の基礎』, 臨床研修会　資料
宮脇和登『よくわかる経絡治療』, たにぐち書店(2013)
大上勝行『よくわかる経絡治療講義』, 医道の日本(2014)

奇経八脈

　認定美容鍼灸師養成講座で奇経八脈を扱うが、受講生は学生時代の講義に少し触れる程度で臨床応用などほとんど行ったことがない方が多いようである。複雑な症状消失や女子胞にかかわる疾患、体の動きを改善させることなどに非常に役立つ。最小限の治療では鍼2本で劇的な効果があり、覚えておくと臨床で役立つ。

1. 正経と奇経

　正経は12の経絡を補瀉して調整していく、いわゆる経絡治療で、その治療上の特徴は、全身調整や生命力の強化であり、その人の持っている本来のエネルギーを高める。奇経は、十二経絡の用水路のような存在で、十二経絡の気血が満ち溢れた時、それが漏れ出ないように、それを汲み取り、全身に流していくというような役目がある。独自の絡脈、流注をもち、生理的作用をもつ恒常的な存在である。奇経八脈のすべてが生殖器・会陰と直接間接に関連しており、奇経は、生命の根源に深く根ざしている経絡体系であり、先天の元気の経路といえる。したがって、経絡治療に併用して補助的に行う。広義の経絡治療に奇経治療を含めることもある。アメリカなどでは特にメンタルの治療に使うことが多いようである。

奇経とは

○常経(12経)の用水路

○傍側循環経路

　独自の絡脈をもち、流注をもち、生理的作用をもつ恒常的存在

　督脈と任脈を除き、正経にある経穴と共有する。

○奇経八脈のすべてが生殖器・会陰と直接間接に関連している。

　奇経は、生命の根源に深く根ざしている経絡体系・先天の元気の経路。

○主治穴と対穴は、対側(左右反対側)にある。

　例：右に内関(PC6)を取った場合、左の 公孫(SP4)をとる。

○主治穴は、主に女性は右に、男性は左にとる。

体　The Body　63

正経治療と奇経治療の相違点

　正経治療は生命力を強化していくため、即効性の面からは、少し時間がかかる。持続性はあるが、手技として、「補瀉」が必要。診断法は、四診法で、脈診が主で要穴を用いて手技手法、脈診力が必要になる。

　奇経は、症状の消失が目標となり、経絡として、二経〜四経を用いる。即効性があるが、持続性に関しては、賛否両論あるが、正経ほどの持続性がないようである。手技は切皮程度の置鍼でよい。

正経治療と奇経治療の相違点

	正 経 治 療	奇 経 治 療
目標	生命力の強化	症状の消失
対象経絡	十二経絡	二〜四経絡
即効性	少し時間かかることあり	即効性がある
持続性	ある	ない
手技と手法	補瀉の手技が必要	置鍼でよい
診断法	四診法 脈診が中心	圧診点・流注 病証でよい
治療法	五行穴を用い手技手法のテクニック 脈診力が必要	切皮程度を行い置鍼でよい

出典：宮脇和登『よくわかる奇経治療』、たにぐち書店 (2007)

奇経八脈の治療法

　治療には八総穴を用いる。重要なのは、次ページの表にあるとおり、「奇経の主治穴」と「所属経絡」と「五行配当」である。督脈の病証の時に、後谿を取る。そして、対で取る穴が陽蹻脈の申脈。この後谿の所属経絡は小腸経。そして申脈は膀胱経。そして、五行の配当は、小腸経が火、膀胱経が水である。病証や奇経の流注、正経の流注上の異常に適応して判断する。細かい流注を気にするよりも全体像をイメージする。また慣れるまでは、奇経の流注以外に「小腸経上に症状があるから、後谿の入っている小腸経を取ってみる」といったように使い、正経の流注や五行の配当からどの八総穴を用いるか判断すると治療に取り入れやすい。

❖ 治療穴である八総穴を組み合わせて使う

○督　脈　（後谿）─　陽蹻脈（申脈）

○陽維脈　（外関）─　帯　脈（足臨泣）

○任　脈　（列缺）─　陰蹻脈（照海）

○陰維脈　（内関）─　衝　脈（公孫）

奇経の主治穴

奇経	主治穴	所属経絡	五行配当
督　脈	後　谿	小腸経	火（君火）
陽蹻脈	申　脈	膀胱経	水
陽維脈	外　関	三焦経	火（相火）
帯　脈	臨　泣	胆　経	木
任　脈	列　缺	肺　経	金
陰蹻脈	照　海	腎　経	水
陰維脈	内　関	心包経	火（相火）
衝　脈	公　孫	脾　経	土

奇経の運用

　どの組み合わせを用いるかは、流注による診断、病証による診断、圧診点による診断がある。そのほか、奇経腹診、脈診、テスター等があるが、現在入手しやすく、非常にわかりやすい書籍に、宮脇和登先生の『よくわかる奇経治療』、『よくわかる経絡治療』がある。ぜひこれをお読み頂きたい。

　経絡の流注から判断する場合には、奇経の流注、その主治穴である正経の流注から判断する。流注を掲載するに当たり、古典の十四経発揮や奇経八脈考にあるものよりも宮脇先生の書籍がわかりやすいためその全文を引用した。

❖ 診察診断法の種類

○経絡流注による診察診断　　　○病証による診察診断

○圧診点による診察診断　　　　○奇経腹診による診察診断

○脈診による診察診断　　　　　○テスターによる診察診断

○総合診察診断

体　The Body　*65*

奇経八脈の流注と概要

　奇経治療を行う場合、奇経の流注や主治穴の所属している正経の流注を理解しておくことが重要となる。ここに奇経八脈の流注、主治証を示す。

1．督脈

　陰部から起こり、長強(督)から仙、腰、脊椎を上行し、身柱より左右に別れて、風門(膀胱)を循り、陶道穴に、大椎より上行し、風府に至り、ここから後頭骨の裏に入って脳に属し再び出て頭頂の百会に行き、これより額を循り、鼻柱を通り、水溝に下り上唇の裏より齦交に至って終わり、任脈と交会する。

〈注〉関連経脈：督脈は、諸陽の海と言われ、手足の諸陽経と関連し、後谿において小腸経に交会する。

❖ 治療点

主治穴：後谿(SI3)　　　対穴：申脈(UB62)

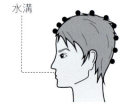

❖ 主治症
● 病証のとらえ方

　督脈の場合は、諸陽の海といわれ、手足の諸陽経と関連して、後谿とつながる。陽性が最も強く、中枢疾患や病症の深いもの、また、全身症状の強いものなどに用いる。

　督脈の流注上に現れる病証、項頚部、肩背腰部・脊中や関節が痛む、腫れる、リウマチ、神経痛がある場合、脳卒中による言語障害、てんかん、高血圧、低血圧などの中枢性からきているものに対して用いる。

● 病証

後頚部、肩背腰部、大腿、膝の痛み、関節リウマチ、パーキンソン病
手足のひきつりや震え、しびれ、冷え、寝汗
慢性頭痛、脳卒中による言語障害、癲癇
歯やエラの腫れ、咽喉の痛み
目の病(涙が止まりにくい、目が赤い、眼の腫れ)

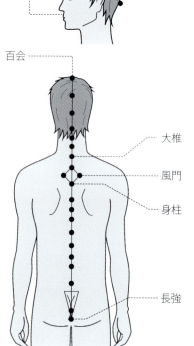

2．陽蹻脈

　膀胱経の別脈と言われ、外果の下、申脈(膀胱)を起点とし、僕参(膀胱)を循り、跗陽・委陽を上行して、膝窩より外側を膀胱経の外方支脈に沿って上行し、大転子の外方を循って、居髎(胆)を通り、背部膀胱経の二行線を附分に上行。これより肩甲骨を貫いて臑兪（小腸）をよぎり、肩髃(大腸)、巨骨(大腸)に上行し、これより人迎(胃)に走って胃経を逆上し、地倉、巨髎、承泣、睛明(膀胱)に至って再び膀胱経に会し、これより上向して頭部を循り、後頭部の風池(胆)より脳に入る。ここで胆経と陽維脈に交わる。

〈注〉関連経脈：足の膀胱経、胆経、胃経と、手の小腸、大腸経と督脈に関連している。

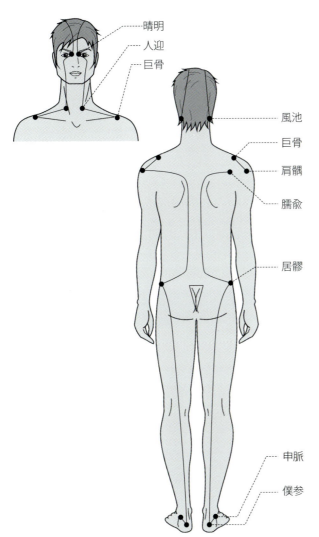

✚ 治療点
主治穴：申脈(UB62)
対穴：後谿(SI3)

✚ 主治症
● 病証のとらえ方
　督脈に次いで陽性が強く、中枢性疾患、督脈に比べ病証が浅いもの、限局性の病証、頚肩背腰部の硬結、痛み、こわばり、頚椎症、腰椎ヘルニア、脊柱管狭窄症、脳卒中による片麻痺、言語障害などに用いる。

● 病証
腰背部の痛み、こわばり、関節痛、全身の浮腫，
中風による片麻痺、言語障害
手足のしびれ、痙攣、冷え、
頭痛、鼻血、難聴、充血
悪寒発熱、癲癇、鬱病
陽虚による汗、顔に汗をかく

3．陽維脈

　外果の前外下の金門(膀胱)より起こり、これより胆経の流注(懸鐘～陽交など)と一致し、下腿・大腿の外側を上行し、大転子の前から居髎に入る。これにより下腹部胆経(維道、五枢、帯脈)を上行して、京門(胆)に至り、これより直上して肩甲骨外縁を循って外下方、臑臑(大腸)を循り、臑兪(小腸)、天髎(三焦)、肩井(胆)に上り耳後部をよぎり、風池(胆)へ行き、脳空、承霊、正営、目窓、陽白に下り、これより反転して本神(胆)に至って終わる。

〈注〉関連経脈：手足の太陽、少陽、督脈で全陽経と関連する。

✚ 治療点
主治穴：外関(TH5)
対穴：足臨泣(GB41)

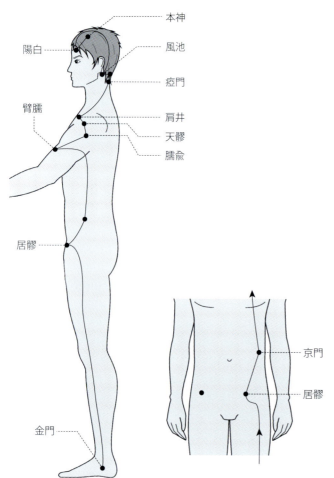

✚ 主治穴
●病証のとらえ方
　督脈や陽蹻脈のような中枢的要素はなく、浅い部位での病証、手足の痛みや胆経上の病証に用いる。股関節痛がどうしても取れない、美容鍼灸中に側頭部の痛みを訴えるなどの対処療法などにも用いる。

●病証
後頚部、肩背部、四肢関節の腫痛、坐骨神経痛
手足の発熱、関節痛、麻痺、痺れ、痛み、力がない
慢性頭痛、めまい、
眼の疾患(結膜炎、腫れ、疲れ、ドライアイ)耳の病、歯痛
胸肋苦満、肝臓病、胆嚢炎、十二指腸部三徴候
自汗、盗汗

4．帯脈

　第11肋軟骨先端下際の章門(肝)に起こり、これより帯脈(胆)に下行し、前は臍を、後は命門(督)を通って体を一周する。さらに帯脈より胆経の五枢・維道に下行する。

〈注〉関連経脈：身体を一周して足の少陽経で維道穴に会する。

✚ 治療点
　主治穴：足臨泣(GB41)
　対穴：外関(TH5)

✚ 主治症
●病証の着眼点
　体の横を通り、体幹を通る全ての経絡と交差しているのは帯脈のみである。陽維脈より陰性で、深い病証になる。また、婦人科疾患が含まれる。正経の胆経上の病証が多く、婦人科疾患(月経痛、月経不順、赤白帯下)や、下腹部の痛み、腰の周りの冷えが適応となる。

●病証
婦人科疾患(月経痛、月経不順、赤白帯下)
下腹部痛、腰の冷感、痛み
上下肢関節の腫れ、痛み、麻痺、ひきつり、筋肉痛
肋間神経痛、脇がつっぱる
慢性頭痛、頭痛、めまい、
耳鼻咽喉の病(めまい、難聴、咽喉の腫脹)
歯痛、頬の痛み

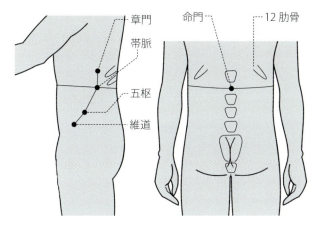

5．任脈

　任脈は督脈、衝脈と起源を同じくする。一源三岐と言われる。男女とも会陰部を起源とし、これより前面に出て腹部・胸部の正中線を上行し、咽喉を循り、頚部に上り承漿(任)で終わる。経脈はさらに口唇を循り、上歯齦に入って齦交において督脈と合し、また別れて顔面を上り、眼下の承泣(胃)で終わる。

〈注〉関連経脈：任脈は諸陰経の総督とされ、陰脈の海とも言われ、手足の諸陰経と関連し、列缺で肺経に会する。

❖ 治療点
　主治穴：列缺(LU7)

　対穴：照海(KI6)

❖ 主治穴
●病証のとらえ方
　下腹部の疾患に用いるが、正経である肺経病証を多く含むので、呼吸器疾患、皮膚疾患なども適応する。アトピー性皮膚炎、肌の荒れのほか、最近、乾燥して荒れてきて、がさつくなどという人に適応である。婦人科疾患も泌尿器系の疾患も適応となる。

●病証
消化器系疾患(下腹部の痛み・しこり、胃痛、胃腸の痛み、痔、消化不良、便秘、下痢、血便、嘔吐、脱肛)
婦人科系疾患(月経痛、血性帯下、乳腺炎、子宮筋腫、出産後の腰痛や精神不安)
皮膚炎(アトピー湿疹、蕁麻疹、肌荒れ、肌のかさつき)
泌尿器系疾患(血尿、排尿困難、前立腺肥大)
咳嗽、咽喉痛
歯痛

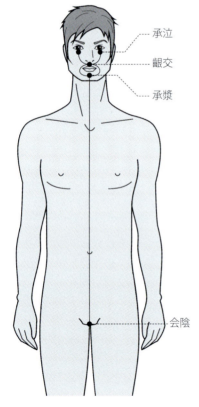

6. 陰蹻脈

　陰蹻脈は腎経の別脈とも言われ、内果の下、照海（腎）より起こり、交信（腎）を上り、腎経に沿って下腹部から上腹部に入り心下部より腎経と別れて乳腺を上行して缺盆（胃）に入る。これより人迎（胃）の前に出て腎経ならびに衝脈と合して咽喉を循り、さらに鼻を挟んで上行し睛明（膀胱）に至る。

〈注〉関連経脈：腎経、胃経、脾経、任脈、肺経で半身の陰経と関連する。

✢ 治療点
　主治穴：照海（KD6）
　対穴：列缺（LU7）

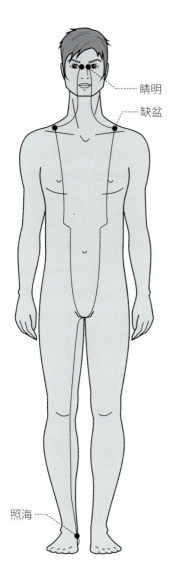

✢ 主治穴
●病証のとらえ方

　おもに消化器、下焦の病に適応する。腎経、胃経の病証も多く含み、腰仙骨部の疾患にはほとんど用いる。陽蹻脈と陰蹻脈のどちらを用いるか流注上の反応点や主治穴の圧痛などで判断していくが、例えば、腰痛の時、急性の場合は陽蹻脈で、慢性化している場合や慢性急性増悪の場合は陰蹻脈を用いる。

●病証
胃疾患（嘔吐、膨満感、食欲不振、胃炎、胃十二指腸潰瘍）
腸疾患（下痢、便秘、消化不良、腹痛、鼓腸、下血、腸鳴）
腰仙部痛、膝痛、下肢の冷え
泌尿器疾患（腎炎、腎盂腎炎、乏尿、排尿時痛）
婦人科系疾患（子宮出血、月経痛、帯下、卵巣炎、子宮筋腫、産後の痛み）
咽頭痛

7．陰維脈

少陰腎経の築賓を起始とし、これより腎経に沿って下腿、陰谷(腎)を上行し、膝関節内側を上って、肝経をよぎり、脾経(血海、箕門)に沿って、大腿部を上行し、鼠径部に入って、府舎(脾)に上り、さらに腹部脾経に沿って、大横(脾)、腹哀(脾)、期門(肝)より、膻中(任)に向かい上行して天突(任)より廉泉(任)に至る。

〈注〉関連経脈：腎経、脾経、肝経、任脈、心包経、身体内部に関連をもっている。

❖ 治療点
主治穴：内関(PC6)
対穴：公孫(SP4)

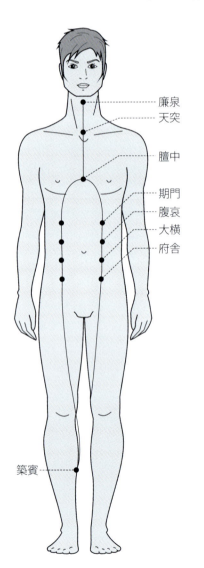

❖ 主治穴
●病証のとらえ方
陰維脈の病証を、『難経二十九難』では、"心痛に苦しむ"とあるが、陰維脈は、手足の陰経と連絡しており、陰が病むと血行が悪くなり、そのため心臓のあたりが痛み、心臓部や、胸の苦しさ、つかえ感、のどがつかえるなどが起こる。陰維脈の心痛は、不安感を多く含む。これに対し、衝脈にも心痛があるが、精神面よりも疼痛性のものが多い。

●病証
心疾患の一般症状(心窩部痛、心痛、胸部の圧迫感、狭心症)
胸が苦しい、胸が息苦しい
心臓の痛みに対する不安
胃痛、腹痛、脇肋痛、胆石仙痛、胆のう炎
嘔吐、下痢、消化不良、食欲不振、腸鳴、腹部膨満

8．衝脈

　任、督二脈と共に小腹胞中に起こり、会陰部から気衝(胃)に出て腹部腎経に沿って上行し、気舎(胃)を通り頚部腎経に沿って咽喉を循り、さらに任脈を走って口唇を循る。また、気衝から大腿に下行し膝関節内側から陰谷(腎)に至りこれより脾経に沿って下行し、三陰交(脾)に至る。

〈注〉関連経脈：任脈、督脈、胃経、腎経、脾経と関連し、十二経脈と会する。

✢ 治療点
　主治穴：公孫(SP4)
　対穴：内関(PC6)

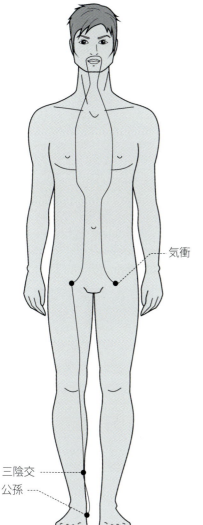

✢ 主治穴
●病証の着眼点
　『難経』に"逆気して裏に急なり"と述べているが、逆気の症を示している。また、裏とは腸を意味し、急なりとは痙攣を示す。『鍼灸聚英』でも腸や婦人科の激しい痛みを多く挙げている。脾経病証も多く含まれる。

●病証
心臓疾患(狭心症、心筋梗塞、心悸亢進、圧迫感)
消化器疾患(胃もたれ、食欲不振、下痢、しぶり腹、鼓腸、胃部膨満、痔出血、脱肛)
婦人科疾患(更年期障害、上衝感、生理痛、冷え性、産後の不調など)
精神性疾患、内分泌障害、自立神経失調

　女性疾患に、よく三陰交を使うが、三陰交は衝脈の絡穴である。衝脈は『鍼灸聚英』に、腸や婦人科の激しい痛みで使うとあり、「衝脈の絡穴なので三陰交が効く」という見方もある。主に、婦人科系の疾患や、心臓、消化器系疾患に用いる。

9．補足
❖ シンプルな考え方

　シンプルに体を三面体で考える方法で、前か後ろか横なのかでまず判断し、その後全体の症状や問診、圧痛などで決めていく方法がある。つまり、病症が前に多いのか、背中側に多いのか、外側に多いのか、という感じでみていく。

　例えば、前側だと任脈と陰蹻脈なのか、あるいは陰維脈と衝脈なのか。病の深さや相手の状態により判断していく。後面は、督脈と陽蹻脈を考えるが、腰痛で根深い場合は、任脈と陰蹻脈を使うことが多い。どの八総穴を使うか慣れるまでは、症状をまずは前・後・横で考えると理解しやすい。

　また、故山下詢先生の『正奇経統合理論とその臨床』の中にある「奇経の主治穴、主治症と診察点」が大変参考になるため、ここに示す。

シンプルな考え

3面体で考える

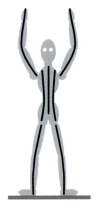

前面（陰）

任脈 ― 陰蹻脈
（列缺・肺経）（照海・腎経）

陰維脈 ― 衝脈
（内関・心包経）（公孫・脾経）

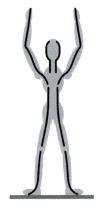

後面（陽）

督脈 ― 陽蹻脈
（後谿・小腸経）（申脈・膀胱経）

陰蹻脈 ― 任脈
（照海・腎経）（列缺・肺経）

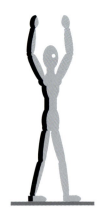

側面

陽維脈 ― 帯脈
（外関・三焦経）（足臨泣・胆経）

付録：奇経の主治穴、主治証と診察点（表）

奇経の主治穴、主治症と診察点

主治穴	主治症と診察点
内関〜公孫	1. 胸部疼痛＝（1）心臓性症候一般、（2）諸因による胸痛、胸煩一般 2. 胸部より心下にかけての諸症候＝嘔気、嘔吐、痞硬、疼痛、食滞、停水、炎症、吃逆、積痛、逆気上衛、動悸 3. 脇腹（脾経）・臍腹（腎経）の肥満、疼痛、攣急、積痛、逆気上衝、動悸 4. 胃性・大腸性・腎性の下痢症状、下血または便秘 5. 婦人科疾患、泌尿器疾患、更年期障害、下半身冷性、上半身上衝 6. 脱肛、痔疾 7. 扁桃炎、咽喉腫痛 8. 心包経、脾経の寒冷、攣急、腫脹、麻痺、疼痛 診察点　衝脈＝気舎、肓兪、三陰交、公孫 　　　　陰維脈＝天突、期門、腹哀、大横、府舎、築賓
外関〜臨泣	1. 顎、肩、背、胸、腰、大腿、膝、下腿などの外側の腫脹、疼痛、麻痺、攣急、発熱 2. 上腕、前腕、手背などの三焦経走行部の腫脹、疼痛、麻痺、攣急、発熱 3. 眼病一般、耳病一般、三叉神経痛、外側歯牙、歯齦痛 4. 前頭・側頭・後頭の疼痛、頭項の疼痛、浮腫 5. 脇腹・下腹の脹満、疼痛、腰部冷痛、月経不調、赤白帯下 6. 小陽病の胸脇苦満、往来寒熱、また胆嚢疾患、肝臓疾患 7. 頭眩、目眩、メニエール症候群、自汗、盗汗 8. 破傷風 診察点　帯脈＝章門、帯脈、五枢、維路、居髎 　　　　陽維脈＝肩井、天髎、居髎、陰陵線、陽交
後谿〜申脈	1. 顎・肩背・腰殿などの硬結、強急、疼痛、寒冷、腫脹 2. 膀胱経に添った足の寒冷、攣急、腫脹、麻痺、疼痛 3. 小腸経に添った手の寒冷、攣急、腫脹、麻痺、疼痛 4. 太陽病の諸候＝上衝、頭痛、肩背項頸強急、発熱、悪風、自汗、無汗、喘咳、身体疼痛 5. 膀胱経・督脈に添った頭部の腫脹、疼痛 6. 表虚、気虚、陽虚の自汗、盗汗 7. 中風言語障害（奇穴の中風不語穴、外金津穴、外玉液穴、唖穴など併用） 8. 　三叉神経痛（第2、3枝）歯牙・歯齦痛 9. 眼病一般、鼻病一般、耳病一般 10. 癲癇 11. 扁桃炎、咽喉腫痛 12. 破傷風 診察点　陽蹻脈＝附分、膏肓、委中、承山、附陽、僕参 　　　　督脈＝諸病により圧痛部が相違するから必ず全体的に検査する

体　The Body　75

主治穴	主治症と診察点
列缺〜照海	1. 心下痞硬、胃痛、嘔気、嘔吐 2. 臍腹および下腹の諸候＝脹満、疼痛、下痢、便秘、膀胱疾患＝疼痛、遺尿、尿閉、欠尿 3. 婦人科疾患＝難産、胎衣不出、死産、産後の腹痛、血の道の病、血暈、血積、精神病 4. 痔疾、脱肛 5. 咳嗽、喘息、炎症、咽喉痛 6. 前歯歯牙・歯齦痛 7. 足寒、足熱 8. 肺経及び腎経上の寒冷、攣急、腫脹、麻痺、疼痛 診察点　陰蹻脈＝人迎より欠盆、交信、照海、然谷 　　　　任脈＝諸病により圧痛部が相違するから上中下にわたって検査する

出典：山下詢『正奇経統合理論とその臨床』,医歯薬出版株式会社，p99より引用

参考文献

宮脇和登『よくわかる奇経治療』,たにぐち書店(2007)

浅野周訳「鍼灸聚英現代語訳」

　　出所：http://homepage2.nifty.com/pekingdo/hyousi.htm

山下詢『正奇経統合理論とその臨床』,医歯薬出版株式会社 (1987)

勝田正泰訳『現代語訳　奇経八脈考』,東洋学術出版社(1995)

小曽戸丈夫『難経』,たにぐち書店(2006)

池田政一『難経ハンドブック』,医道の日本社(1983)

代田文誌『鍼灸治療基礎学』改訂増補第7版,医道の日本社(1983)

福島弘道『わかりやすい経絡治療』第3版,東洋はり医センター(2001)

入江正『経別・経筋・奇経療法』第7版,医道の日本(1995)

本間祥白『図解　十四経発揮』第15版(2004　初版1946)

城戸勝康『経脈治療必携』，OMリサーチ出版部，(1980)

顔の悩みに対する特効穴——概論

はじめに

顔の悩みに対する特効穴に入る前に、顔の悩みの原因となる全身状態を把握し、気血陰陽を調整していく必要がある。基本的に経絡治療の本治法、奇経八脈を用いる補助療法などで調整できる（ここで紹介する全身調整の多くは本治法の要穴と重なることが多い）が、それだけでは不十分なこともあり標治法として補助的に治療を加える。

血虚、陰虚、陽虚、気虚

1．血虚

血虚とは全身および局所の血不足による臓腑・経絡の栄養作用の減退を表す。

✚ 血虚は陽虚・気虚を起こす

血虚になると、栄養されない臓器は冷え、陽虚になる。血虚は同時に気虚も起こし、血虚により血が臓腑に行き渡らないと、それぞれの臓腑の機能（気）が低下する。

✚ 血虚は陰虚を起こす

血は体液の大部分を占めるため、血が不足すると、皮膚が乾燥し、髪や爪に潤いがなくなる。血虚は液不足を起こし、痰湿が生まれる。これによって湿邪や熱症状が生じ、ニキビやアトピー性皮膚炎が引き起こされる。

✚ 血虚は風邪を起こす

ほとんどの皮膚疾患は、かゆみやイライラするような症状をもたらす。この皮膚症状は風邪によるものである。風は臓腑にエネルギーを送り、気血の巡りをよくする。これは気血にとって非常に大切だが、実証になると、皮膚症状を起こす。

体　The Body　　77

神経皮膚炎は見た目には正常だが、慢性的なかゆみを感じ、皮膚をかいたりこすったりした結果、皮膚が乾燥し、鱗状にかさつき、乾燥性の湿疹が起こる。これは、血虚のために、風が上昇し制御できなくなり起こる。血が補えれば、肌は落ち着く。

〈治療方針〉

去風穴と血穴を用いる。

〈治療穴〉

風池(GB20)、風門(BL12)、血海(SP10)、肩髃(LI15)、膈兪(UB17/血会)、三陰交(SP6)

その他、懸鐘 (GB39/髄会)、太淵 (LU9/兪土原穴・脈会)、曲泉 (LV8/合水穴)

2．陰虚

✚ 陰虚は虚熱を起こす

陰虚は相対的に陽が亢進し虚熱を起こし、肌の乾燥やしわをもたらす。その他、ホットフラッシュや発赤、ほてりなどの熱症状が出る。これらの症状は上半身に主にみられる。

陰は体を冷やすが、これが不足する陰虚タイプは体にふれると通常よりも熱を感じる。また、女性ホルモン減少は腎陰の現象としてみられる。腎陰は水を納めており、陰虚により、肌や体は乾燥する。津液のうち液が停滞し、湿がたまる。痰湿となり、老廃物の排泄不良が起こる。

〈治療方針〉

腎の精気を補益するため腎および腎と関連する経穴を選穴する。

〈治療穴〉

太谿(KI3/兪土原穴)、復溜(KI7/経金穴) 陰谷(KI10/合水穴)、腎兪(BL23)、三陰交(SP6)、命門(GV4)

補足：腎兪、太谿により腎陰が補益される。三陰交は肝腎および脾胃の陰を補益する。命門は命門の火(腎陽)を補益し強壮する。

3．陽虚

✚ 陽虚は臓腑の機能低下を起こす

陽は血と津液により温められ、この熱は臓腑の機能を高める。しか

し、陽虚による冷えが皮膚(肺気)の機能を低下させるため、肌が冷たくなる。また、毛穴が開き、汗が出て、熱を奪う。通常熱があるときに毛穴が開くが、肌が冷えているときもこの状態となる。

この冷えにより蒼白になる。体は温めようと活動し、肌はピンク、青や青白い色になる。

冷えは、血虚の症状としても表れるので、この場合は、血虚の治療も行う。

〈治療方針〉
命門火衰、腎陽を補う。背部兪穴に灸もよい。

〈治療穴〉
関元(CV4)、中極(CV3)
腎兪(BL23)、命門(GV4)、復溜(KI7/経金穴)
三陰交(SP6)

補足：関元、中極は任脈と足の三陰交の交会穴、下元を温補する効能がある。
腎兪、命門、復溜は腎陽を補益する。三陰交には健脾補腎の効能がある。

※陽実

✛ 陽実は炎症やアレルギー反応、肌の感染などの症状として表れる

発赤や炎症は陰虚の症状でもある。急激な陽の上昇は、湿滞や湿熱をもたらす。

顔面疣贅や顔面痤瘡などをもたらす。

〈治療方針〉
清熱穴をとる

〈治療穴〉
大椎(GV14)、曲池(LI11)、委中(BL40/合土穴)、合谷(LI4/原穴)、井穴の刺絡

4．気虚

✛ 気にはさまざまな意味があるが、肌においてはその機能を表す

毛穴を閉じたり、開いたりして温度を調整する機能などである。も

体　The Body　79

し、気の機能が低下、気虚であると、2度の気温変化でもとても寒く感じる。また少しの温度上昇でも、熱さを感じる。この気候の変化の適応力が低下する。こうしたタイプの人は、呼吸器系が弱く、スキントラブルも多い。特に季節の変わり目にトラブルを起こす。

❖ 肌における気の機能

毛穴を開き、熱を逃がし、汗、皮脂を排泄する。

毛穴を締め、熱や保ち、水分の蒸発を防ぐ。

経皮吸収

免疫機構

触れる、痛み、気候などに対する敏感なセンサー

皮膚の構造は、結合組織、皮下組織、筋などを整えている。脾の機能とつながる。

表皮はその下に、結合組織、皮下組織、筋肉とつながり、脾がその構造を整えている。肺の宣発粛降作用の他、脾の昇清作用を高めていく必要がある。

参考文献

張文進・張彦麗・張彦芳・張彦霞・張博 編著, 相場美紀子・柴﨑瑛子・鈴木聡・名越礼子・野口創・渡邊賢一 翻訳,『針灸治療大全』, 東洋学術出版社

西田皓一『東洋医学見聞録』上巻, 医道の日本社

張仁編著, 淺野周訳『美容と健康の鍼灸』, 三和書籍

張仁著, 田久和義隆訳『すぐに役立つ鍼灸処方162選』, 源草社

土屋憲明『まんが経穴入門』

Radha Thambirajah:Cosmetic Acupuncture Churchill Livingstone elsevier

顔の悩みに対する特効穴──各論
〜臨床上よくみる症状と全身治療穴〜

神経性皮膚炎

❖ 治療穴

風池(GB20)、風門(BL12)、血海(SP10)、肩髃(LI15)、膈兪(UB17/
血会)、三陰交(SP6)

❖ 解説

去風穴と血穴を用い、風邪、風熱を除去する。乾燥が強いときは、
復溜、腎兪で潤す。

アトピー性皮膚炎

❖ 治療穴

瘙痒感がある場合は神経性皮膚炎の治療穴も同様に用いる。

●便秘タイプ〈治療穴〉

合谷(LI4/ 原穴)、天枢(ST25/ 大腸募穴)、支溝(TH6/ 経火穴)

〈解説〉

便秘により老廃物がたまり皮膚症状をこじらせていることがある
ため、デトックスを促し、熱をとる治療を行う。合谷は大腸の原穴
で便秘にも効果的である。大腸の募穴である天枢は消化器全般に
作用する。支溝は上・中・下焦の気機を疏通・調整するため、便通
をつけるための要穴である。

●水分代謝不良タイプ

〈治療穴〉

豊隆(ST40/ 絡穴)、陰陵泉(SP9/ 合水穴)、尺沢(LU5/ 合水穴)、肺
兪(UB13)

〈解説〉

水分代謝が悪く老廃物が溜まり、皮膚症状をこじらせているため、
水分代謝を改善させ老廃物を排出しやすくする。豊隆は胃の絡穴
で、和胃消滞・化痰降濁の作用がある。陰陵泉には脾を整え余分
な水分を体から出す作用（醒脾利湿）がある。尺沢は肺経の鬱熱

体 The Body *81*

を清瀉する。肺兪には、風邪を分散し、熱を冷ます作用(疏風平熱)
がある。

代謝が悪くデトックスが必要な場合は、デトックス治療穴の築賓
を用いる。

ニキビ

❖ 治療穴

阿是穴治療(皮内鍼テクニックの項を参照)

尺沢(LU5/合水穴)、肩髃(LI15)

同様にアトピー性皮膚炎の項の便秘タイプ、水分代謝不良タイプ
の治療穴も用いる。

❖ 解説

尺沢は肺経の鬱熱を清瀉する。肩髃は肺の表裏である大腸経に属
し、気の流れを改善し痰を除去する(理気化痰)の作用がある。

しわ

肺虚、陰虚

❖ 治療穴

局所療法（上田式しわ取りテクニック参照）、中府（LU1/肺経募
穴)、太淵(LU9/兪土原穴・脈会)、膻中(CV17/心包経募穴・気会)

❖ 解説

中府は肺陰を補益する作用を持つ。太淵は肺経の原穴で肺気を整
える。膻中は気会で、肺気を調整し、肺の機能を回復させる作用をも
つ。

脾虚

❖ 治療穴

太白(SP3/兪土穴・原穴)、陰陵泉(SP9/合水穴)

❖ 解説

太白は脾経の兪土原穴で調脾和胃、通経活絡の作用がある。

腎虚
❖ 治療穴

陰谷(KI10 ／合水穴)

❖ 解説

陰谷は腎経の合穴で、滋腎清熱作用がある。

たるみ

❖ 治療穴

太淵(LU9/兪土原穴・脈会)、肺兪(BL13)、関元(CV4/小腸経募穴)、三陰交(SP6)

❖ 解説

脾の運化、昇清作用によって心・肺・顔面頭部を栄養させ、肺の粛降作用によって全身に巡らせている。この作用が低下すると顔面頭部が栄養されなくなり、五官の機能が低下する。また内臓下垂になる。顔もたるむ。肺兪は肺の背部兪穴、太淵は肺の原穴で、ともに肺陰を補益する作用がある。関元は任脈と足の三陰交の交会穴、下元を温補する効能がある。三陰交は肝腎および脾胃の陰を補益する。

顔のむくみ

❖ 基本治療穴

四白(ST2)、頬車(ST6)、合谷(LI4/原穴)、陰陵泉(SP9/合水穴)、膀胱兪(BL28)、三焦兪(BL22)

❖ 解説

四白、頬車は局所治療で患部の水湿の邪を取る。合谷は顔面部に経気を疏調し、水湿邪を取る。陰陵泉は醒脾利湿作用をもつ。膀胱兪は膀胱の気化機能を高め、三焦兪は上・中・下焦の気機を整える。

体　The Body

脾陽虚

❖ 治療穴

脾兪(BL20)、足三里(ST36/合土穴)

❖ 解説

脾虚により、水湿の運用ができなくなり、顔にあふれる。

脾兪・足三里は脾の機能を高め、水湿を運用させる作用を回復させる。

腎陽虚

❖ 治療穴

腎兪(BL23)、命門(GV4)、関元(CV4/小腸経募穴)

❖ 解説

原因は様々だが腎気・腎陽不足が生じ、また膀胱は気化機能低下を起こし、水湿が過多になる。腎兪、命門は腎陽を温補し、水を司る働きを回復させる。関元は下元を温補し、腎陽の回復を助ける。

....

眼の下のくま、たるみ

現代的な見方と東洋医学的な見方でそれぞれ３つ（合計６つ）の原因に分かれる。

❖ 現代的な分け方

1．上を向いて改善する

→たるみが原因

2．皮膚を軽くひっぱると改善する

→血行不良が原因

3．上を向いても、ひっぱっても改善しない

→しみが原因

❖ 東洋医学的な分け方

1．色は変わらないがはれぼったい

→脾虚

２．むくんでいないが色が青黒い

　　→肝虚

３．むくんでいて、色が黒っぽい

　　→腎虚

眼の下のくま、たるみ　脾虚タイプ

❖ 治療穴

脾兪(BL20)、足三里(ST36/ 合土穴)、陰陵泉(ST9/ 合水穴)

❖ 解説

脾兪・足三里は脾の機能を高め、水湿を運用させる作用を回復させる。陰陵泉は醒脾利湿作用を持つ。

眼の下のくま、たるみ　肝虚タイプ

❖ 治療穴

膈兪(UB17/ 血会)、血海(SP10)、三陰交(SP6)、大椎(GV14)、風池(GB20)、肝兪(BL18)、太衝(LV3/ 兪土原穴)

❖ 解説

膈兪、血海、三陰交は、瘀血改善(活血化瘀)の要穴である。大椎は諸陽の会穴で、頭顔面部に作用する。風池も頭顔面部の病症に有効。太衝は肝経の原穴で、肝血虚や瘀血改善に作用。肝兪は肝血を補う。

眼の下のくま、たるみ　腎虚タイプ

❖ 治療穴

腎兪(BL13)、太谿(KI3/ 兪土原穴)、命門(GV4)、関元(CV4)、陰谷(KI9)、三陰交(SP6)

❖ 解説

腎兪、太谿により腎陰が補益される。命門は命門の火(腎陽)を補益し強壮する。関元は下元を温補し、腎陽の回復を助ける。陰谷は腎経の合穴で、滋腎清熱作用がある。三陰交は肝腎および脾胃の陰を補益する。

赤ら顔

❖ 治療穴

印堂、迎香（LI20）、合谷（LI4/原穴）、血海（SP10）、内庭（ST44/栄水穴）、尺沢（LU5/合水穴）、膈兪（BL17）

❖ 解説

印堂、迎香は活絡化瘀・清熱消滞作用を持つ。合谷は清熱活絡作用を持つ。血海・内庭は脾胃積熱を清瀉し、血海はさらに涼血化瘀作用を持つ。尺沢は肺経の鬱熱を清瀉する。膈兪は涼血化瘀作用を強化する。

ハリの低下した肌

ハリの低下した肌　脾虚

❖ 治療穴

脾兪（UB20）、足三里（ST36/合土穴）、陰陵泉（SP9/合水穴）

❖ 解説

脾兪、足三里は脾の機能を高める作用をもつ。陰陵泉は醒脾利湿作用を持つ。

ハリの低下した肌　腎虚

❖ 治療穴

太谿（KI3/兪土原穴）、腎兪（BL13）、三陰交（SP6）、命門（GV4）

❖ 解説

腎経の兪土原穴である太谿により腎陰が補益される。腎兪、太谿により腎陰が補益される。三陰交は肝腎および脾胃の陰を補益する。命門は命門の火（腎陽）を補益し強壮する。

顔色不良

❖ 治療穴

膈兪（BL17/血会）、血海（SP10）、三陰交（SP6）、大椎（GV14）、風池（GB20）、肝兪（LV17）、太衝（LV3/兪土原穴）

❖ 解説

膈兪、血海、三陰交は、瘀血改善（活血化瘀）の要穴である。大椎は諸陽の会穴で、頭顔面部に作用する。風池も頭顔面部の病症に有効。太衝は肝経の原穴で、肝血虚や瘀血改善に作用。肝兪は肝血を補う。

補足：原穴が多く使われているが、原穴は自経の機能を非常に高める作用があり、機能回復は最適である。

付録：顔の悩みと全身治療穴

神経皮膚炎	アトピー性皮膚炎	
風池（GB20）、風門（BL12） 血海（SP10）、肩髃（LI15） 膈兪（BL17／血会）、 三陰交（SP6）	**便秘タイプ** 合谷（LI4／原穴） 天枢（ST25／大腸募穴） 支溝（TH6／経火穴）	**水分代謝不良タイプ** 豊隆（ST40／絡穴） 陰陵泉（SP9／合水穴） 尺沢（LU5／合水穴） 肺兪（BL13）

ニキビ		
湿の除去 尺沢（LU5／合水穴）（瀉） 肩髃（LI15）（灸） 局所療法を多用する	**水分代謝不良タイプ** 豊隆（ST40／絡穴）、 肺兪（BL13） 尺沢（LU5／合水穴）、 肩髃（LI15） 局所療法を多用する	**便秘タイプ** 合谷（LI4／原穴）、 天枢（ST25）、 支溝（TH6／経火穴） 尺沢（LU5／合水穴）、 肩髃（LI15） 局所療法を多用する

しわ		
肺虚、陰虚 中府（LU1／肺募穴） 太淵（LU9／兪土原穴・脈会） 膻中（REN17／心包募穴・気会）	**脾虚** 太白（SP3／兪土原穴）	**腎虚** 陰谷（KI10／合水穴）

たるみ	顔のむくみ	
脾虚 太淵（LU9／兪土原穴）、 肺兪（BL13） 関元（CV4）、三陰交（SP6）	**脾陽虚** 四白（BL2）、頬車（ST6）、合谷（LI4／原穴）、陰陵泉（SP9）、 膀胱兪（BL28）、三焦兪（BL22） 脾兪（BL20）、足三里（ST36）	**腎陽虚** 腎兪（BL22）、命門（GV4）、 関元（CV4）

目の下のくま・たるみ		
脾虚 陰陵泉（SP9／合水穴） 脾兪（BL20） 足三里（ST36／合土穴）	**肝虚** 膈兪（BL17／血会）、 血海（SP10）、三陰交（SP6） 大椎（GV14）、風池（BL20） 肝兪（BL18）、 太衝（LV3／兪土原穴）	**腎虚** 腎兪（BL23）、 太谿（KI3／兪土原穴） 命門（GV4）、関元（CV4） 陰谷（KI9）、三陰交（SP6）

赤ら顔	ハリのない肌	
印堂、迎香（LI20） 合谷（LI4／原穴）、血海（SP10） 内庭（ST44／栄水穴）、 尺沢（LU5／合水穴）、 膈兪（BL17）	**脾虚** 陰陵泉（SP9／合水穴） 脾兪（BL20） 足三里（ST36／合土穴）	**腎虚** 太谿（KI3／兪土原穴） 腎兪（BL23）、 三陰交（SP6） 命門（GV4）

顔色不良の場合
膈兪（BL17／血会）、血海（SP10）、三陰交（SP6） 大椎（GV14）、風池（GB20）、肝兪（BL18）、太衝（LV3／兪土原穴）

顔
The Face

美容鍼灸（顔への刺鍼）一般原則

美容鍼灸を行う上で、局所療法である顔への刺鍼について述べる。

大原則：筋肉の機能に基づき、鍼を刺入する

顔への刺鍼は筋肉の機能に基づき解剖生理学的に静脈を避け、筋肉や結合組織に対して鍼を刺入する。その手技を決定するために顔をアセスメントする。

顔の症状の原因となっている体と心の状態も鍼灸治療、カウンセリングによって同時に整える（心に対する鍼灸治療はソウルコーチングを参照のこと）。

1．顔をアセスメントする

顔のたるみ、しわは筋肉の萎縮、真皮層の老化などが原因となり起こる（しわ・たるみの原因の項を参照）。それぞれ原因により、筋肉への治療、しわへの治療、瘢痕への治療など手技を使い分ける。鑑別方法と各原因別刺入方法を以下にまとめる。

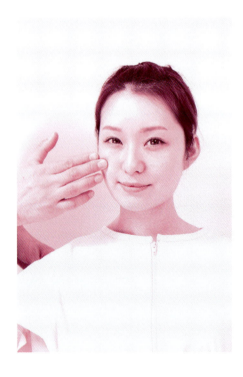

a．筋肉の治療

写真のように顔のヒフやたるみの周囲をソフトに引き上げる。しわや線、たるみが消失する場合、しわやたるみの主な原因は筋肉の萎縮、動きの低下と結合組織の老化である。まず、第一段階として顔面部の筋肉に対して筋肉に対する治療を行う。後述する筋肉バランステクニックのチャートで補瀉治療やロイヤルリアクティブポイントを用いて治療する。

b．しわの治療

皮膚を軽く伸展してもしわが残る場合、真皮性しわを意味する。よってしわが形成されている真皮層に対し、皮内鍼や毫鍼を使い、皮下にマイクロトラウマを作る治療を行う。また深いしわの原因

には、筋肉の拘縮なども関与するため、しわの形成に関与している筋肉に対する治療も筋バランステクニックを用いて同時に行う。

　真皮層まで至っているしわの場合、毫鍼を水平刺にてしわの直下にしわ沿って刺入し、マイクロトラウマを作る。もしくは皮内鍼を用いる(しわに対するアプローチ、上田式皮内鍼しわ取りテクニックの項を参照のこと)

c. 傷跡の治療

　瘢痕部位の皮下の血行を改善することで癒着や傷による本来ない皮膚の牽引を改善することができる。

　手術の縫合後などで皮膚に瘢痕形成がある場合、例えば帝王切開や古い虫垂炎の手術の瘢痕がある場合は、これよって血液の流れが悪くなり、また皮膚が牽引される、腹腔内部で癒着が起こるなどで腰痛を引き起こすことがある。また督脈や帯脈、腹部を流れる経絡全てが滞りやすい状態を作り出す。このため腹部症状、腰痛、骨盤内臓器の不調などを起こすケースがある。瘢痕形成部位に対し、局所に傷治療を行い、血液循環改善を行うと瘢痕形成されている皮膚が柔らかくなり、10 ～ 20年を経過した瘢痕も改善されていく。これにより皮膚のバランスが整い、各種症状が緩和される他、分断された経絡の流れも整うため、関連した症状が改善されることがある。

2. しわ、瘢痕治療に用いる水平鍼テクニック

　しわができている真皮層にマイクロトラウマを作るための手技をここに示す。

❖ 毫鍼しわ取りテクニック

　しわの皮下(真皮層)に沿って水平刺する。しわの下にマイクロトラウマを作り改善させる。しわになっている両端から水平刺を行う。

❖ 上田式皮内鍼テクニック

　しわに対し、皮内鍼を水平に刺入する(皮内鍼テクニックの項目を参照)。癒着傾向や筋肉の拘縮傾向がある場合は、筋バランステクニックを併用し、皮内鍼をしわに対して垂直に刺入する。ソフトに伸ばして改善する方向に2本、対側に1本の比率で刺入する場合もある。

顔　The Face　**91**

３．ロイヤルリアクティブポイント®には
　　細い鍼を用いない

　ロイヤルリアクティブポイント®では、斜刺で5mm刺入後、上方へ5mmさらに刺入する、刺入後、5〜7mm外側に向けて刺入し、その後、5〜10mm上方へ向けて刺入するといった、刺鍼転向法を行う。このため1番以下の細い鍼では筋肉をとらえた後、反応点まで刺入する際にコシが足りず曲がり反応点を刺激できないため、2番ないし3番を用いる。原則2番を用いるが、男性で角質が硬い、筋肉が硬いなどの場合は青（3番）を用いる。

　筋バランステクニックの際には男性には黄（2番）、女性には黄色（2番）または赤（1番）を用いる。私の場合、在庫管理上、男女とも2番を用いる。クライアントによって、刺激が苦手な方もいるため、赤（1番）も用意している。

４．深いしわが多い場合、一度に治療せず、もっとも
　　気になるところ数か所に焦点を当て治療する

　深いしわの場合には、一度には治療せず、最も気になるところに焦点を当てて行う。真皮層に至っている深いしわの場合、何年もかかって形成されているため、治療に時間を要する。5〜10回の治療で改善する場合もあるが、半年単位、年単位をかけて改善していく。その改善効果を評価するため、また刺激量を抑えるため、額のしわなどに3〜5本のしわがある場合でも、2〜3本程度の治療にとどめ、改善効果を評価する。

５．経穴同様に筋構造に注意し、口角のたるみなど、
　　顔に問題を起こしている筋肉を治療する。
　　追加穴は４〜５回目の施術の時に用いる

　顔のたるみ、しわに関しては筋肉の構造バランスを考慮した治療を行う。表情筋は複雑に絡み合っているので、口角のたるみなど筋肉の構造バランスに対して問題を起こしている筋肉に治療をするため、バランスを考えずに治療を行うと、表情筋にも拮抗筋があるため、思いも寄らない表情になる場合がある。ボトックス治療のガイドラインではこのバランスに対して非常に慎重になっている。鍼はボトックスほどの麻酔効果はないが、バランスを意識した治療をするべきである。後述する追加穴はバランスを整えた後の4〜5回目の治療から用いるようにする。

コラム

認定美容鍼灸師養成講座受講生の質問から

Q 顔へ太い鍼は抵抗があります。01番や03番などを用いることはできないのですか？

A 結果を重視するため用いません。開業当初は、弱い刺激だから01でもいいだろうと使っていましたが、あまり結果が出ませんでした。仮説でしかありませんが、極細の鍼を用いた場合、抜鍼後、破壊された組織がお互いにつき、再生され、マイクロトラウマによる細胞修復機転が起きにくい背景がある可能性があるのだと思います。置鍼時間を長く30分など長くするなど処置を行えば結果が違うかも知れませんが、それは治療時間や施術を受ける側が同じ体位でいなければならないなど、臨床的にあまりはメリットが少ないのが実情です。

切皮痛を抑える手技はもちろんありますが、完全にゼロを全ての部位で行うことは難しいのです。切皮痛を抑えてもある程度は感じるならば、その侵襲の対価として良い結果を出しやすい方がよいと思います。躊躇せずにしっかりと刺入して刺激を与えて、結果を出します。しかし鍼の数は少なくて良いでしょう。すると、「これくらいの刺激で上がるのだったらすごく嬉しい」という反応を示すクライアントが実に多いのです。まずは1回目に改善効果を感じてもらわなければ2回目以降を通いたい、改善していきたいという思いにはなりません。刺激がどうしても苦手という場合を除き、原則として1番や2番を使うことを勧めます。

体の治療に関しては、経絡を整えるために行うので鍼の太さは関係ないため、極細の鍼を使用しても問題ないでしょう。

顔　The Face

上田式筋バランステクニック

開発経緯と概要

　表情筋(皮筋)は骨格筋と違い主動筋、拮抗筋はないが、目的とする動きと、その逆の動きをする筋肉（例：口角を上げる筋肉と下げる筋肉）とを考慮し、表情筋のバランスを取り改善効果を出すのが筋肉バランステクニックである。この理論は私が初めて美容鍼灸について学んだマリーエリザベスウェイクフィールド女史から伝授を受けた。その後、筆者独自に表情筋のバランスの理論の裏付けと配穴について研究、検証し、新しく開発したものが上田式表情筋バランステクニックである(以下『筋肉バランステクニック』)。

1. 表情筋と老化現象

　顔の表情は、表情を作る筋群の一連の動きによってできる。主に動く筋肉とその動きに拮抗する筋肉がある。お互いにバランスを取って表情を作る。動く筋(陽)と静止・弛緩する筋(陰)が陰陽のバランスを取っている。例を挙げると、口角を上げる時、顔の小頬骨筋と大頬骨筋が収縮し口角が上がるが、当然、反対の動きをする口角下制筋や下唇下制筋は緩む。正常に緩むので、さらに口角が上がる。このように筋肉同士がお互いにバランスをとっているため、このバランスを考えて治療する。バランスを考えずに施術を行うと、顔が歪むなど美容的効果に影響するため、慎重に行う。

2. 用語の整理

　筋バランステックニックを使う上で用語を整理しておく。

❖ 筋の拘縮・萎縮とは

　実していて、収縮傾向が強く弛緩しにくい状態

　手技：瀉法　拘縮緩和のため置鍼時間を長くする(10 〜 15分)

　筋の拘縮・萎縮は、収縮傾向が強く、弛緩しにくい筋肉の状態で、東洋医学の"実している状態"と考える。例えば、しわ眉筋に力が入ると、眉間にしわが寄る。これは、しわ眉筋が実しているために起こ

る。この拘縮緩和のためには、置鍼時間を長く取る。すなわち、実している筋肉を治療する場合は、弛緩させるのが目的となるため、置鍼時間を長くする。

❖ 筋の弱化とは

虚していて、機能的な動きをするが、筋肉の収縮力が低下し、筋出力が低下した状態。

手技：補法　筋肉の出力アップのため置鍼時間を短くする（2、3分）

筋肉の弱化は、機能的な動きはするが、筋肉の収縮力が低下し、筋出力が低下した状態で、東洋医学の"虚している状態"と考える。

例えば、サッカー選手がボールを蹴った時、普段よりもボールの飛距離が出ないということがある

これは大腿四頭筋のみに焦点を当てて（この場合、体のバランスや内臓機能などの条件を除いて筋肉の影響のみとして）考えると、通常よりも大腿四頭筋の出力が低下している状態である。このような状態を便宜的に筋肉の弱化と本書では呼ぶ。この場合、大腿四頭筋の弱化に対し、筋の出力を上げる治療が必要となる。治療する際に置鍼時間を長くすると筋肉が弛緩しすぎて、さらに筋肉出力が下がる。筋肉出力アップには適度な筋緊張が必要で、置鍼時間を2、3分程度の短い時間で抜鍼し、弛緩させすぎないようにコントロールする必要がある。すなわち、虚している筋肉を治療する場合は、弛緩させすぎず筋肉の出力を上げるのが目的となるため、置鍼時間を短くする。

❖ 筋肉バランステクニックにおける補瀉

通常の「補瀉」であれば、"実しているものには、速刺速抜で瀉法、虚しているものには、置鍼時間を長く取り、補法"となるが、この場合の手技は全く逆となる。"実している筋肉を緩めるために置鍼時間が長く"なる。この理論から瀉法は置鍼時間を10〜15分取る。また、"虚している筋肉（弱化した筋肉）の出力を上げるため置鍼時間が短く"なる。この理論から瀉法は置鍼時間を10〜15分取り、補法は置鍼時間を2〜3分とする。

顔　The Face　**95**

治療の手順

筋肉バランステクニックを使った治療の手順を示す。

治療の手順

治療手順	補足説明
①顔の悩み、影響している筋肉をアセスメントし、使うテクニックを選択する（チャートを参考にする）	まず、顔の悩みと影響する筋肉を鑑別し、筋肉バランスで使うテクニックを選択する。※このチャートをコピーし、カウンセリングの際に患者説明用として用いても良い。
②初めに、瀉法する経穴を、すべて刺入する。 ③次に補法を行う。	置鍼時間を長く取る、つまり瀉法する経穴をすべて刺入し、後に、置鍼時間の短い補法の経穴に刺入する。
④置鍼時間／瀉法＝15分・補法＝2、3分	補法の手技の経穴を2、3分後に抜鍼し、瀉法は置鍼したまま10 〜 15分程度休んでもらう。 鍼を刺入する際、雀啄や回旋を一切行わず、置鍼時間のみで補瀉を行う。
⑤追加穴は3 〜 4回目の治療後に用いる。	同じ経穴で補瀉の役割が両方ある場合、全体の置鍼時間の半分で全てを抜鍼する。 追加穴は筋全体に作用するので、早期から使用した場合、逆効果になる可能性がある 筋肉のバランスを整えた後に、施術回数4、5回目より追加穴用いる。
⑥治療回数：一般的に週1回、トータル10回の治療回数を要する。	上田式美容鍼灸®の治療回数の目安は、週1回で全10回、集中的に行う。 およそ5回で維持感（施術後1週間程度、状態が保持できるような感覚）がつき、10回で定着感（施術後3 〜 4週間状態を保持しているような感覚）がつくことが多い。ただし、喫煙者やたるみが著しい人は、1.5倍から2倍の治療回数を要す事が多い。治療間隔の理想は週1 〜 2回、間隔を空けても2週間に1回が理想である。
⑦メンテナンス（集中終了後の通い方）　治療クール終了後、健康的な人は3〜4週に1回（1回／月）、喫煙者、たるみが著しい場合は2 〜 3週に1回ペース（2回／月）のメンテナンスを行う。	状態を維持するために月に1 〜 2回程度のメンテナンスが望ましい。 メンテナンス中に半年から1年程度施術を受けていない場合、再度5回程度の集中的な治療（週1回ペース）を行う。
⑧持続期間 　一般的な加齢経過の場合、月1 〜 2回のメンテナンスで見た目年齢−5 〜 10歳を維持できる。	

上田式筋バランステクニック——各論

1. ほうれい線

しわ、たるみの原因

　口輪筋、上唇挙筋、大小頬骨筋の収縮、弱化、結合組織の老化により起こる。

取穴
補法：巨髎(ST3)
瀉法：地倉(ST4)
追加穴：顴髎(SI18)

下顔面の筋

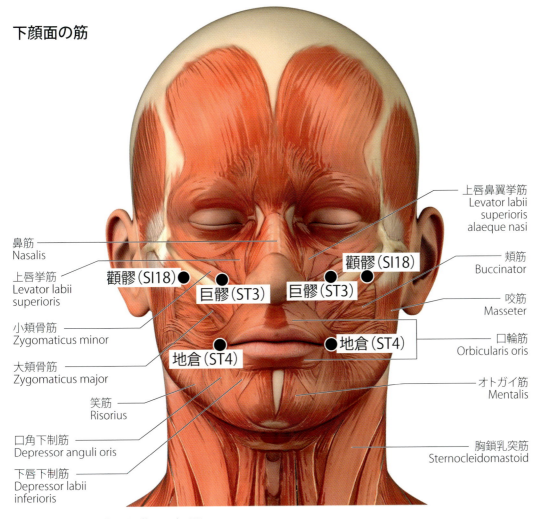

イラスト：http://jp.123rf.com/profile_woodoo007
（123RF 写真素材）

顔　The Face

❖ たるみの原因と治療方鍼

　口輪筋、上唇挙筋、口角挙筋、大小頬骨筋が収縮、老化により拘縮する、結合組織の老化により鼻唇溝が深くなる。

　ほうれい線の原因は、口の周りの筋肉の口輪筋、鼻の上に付着している上唇挙筋、ほほに付着する大小頬骨筋、口角挙筋、これらの筋肉の拘縮や弱化から起きる。口輪筋は年齢と共に萎縮が起きて、硬くなっている。大小頬骨筋のあたりは引き上げる力が落ちている。結合組織は重力で落ちる。これらによって鼻唇溝にしわができるので、硬くなった口輪筋を緩め、弱化した小頬骨筋、大頬骨筋、上唇挙筋、口角挙筋を引き上げる治療が必要となる。

❖ しわ・たるみの成因

○力点：大小頬骨筋(鼻唇溝中央部)、上唇挙筋(鼻唇溝上部)、口角挙筋、重力／鼻唇溝口唇側皮膚

○作用点：鼻唇溝皮膚

○支点：頬骨靭帯、咬筋靭帯

　※『美容と皮膚科学』より

❖ 取穴

　補法：巨髎(ST3)　深さ３～５mm　刺入方向　直刺

　瀉法：地倉(ST4)　深さ３～５mm　刺入方向　直刺

　追加穴：顴髎(SI18)　深さ３～５mm　刺入方向　直刺

　※ロイヤルリアクティブポイント®(顴髎)：5mm直刺後、刺鍼転向法により上方へさらに３～５mm進める。

　口輪筋のこわばりを緩和するため、地倉に瀉法をする。大小頬骨筋、上唇挙筋、口角挙筋は弛緩させずに動きを改善するため、巨髎を補法で取り、２～３分程度で抜鍼する。

　追加穴として４～５回目の施術段階に入ってから顴髎も併用して用いることがる(原則直刺で行う)。たるみが著しい場合は、ロイヤルリアクティブポイント®として用いてもよい。この際には5mm直刺後、刺鍼転向法により上方へ２～3mm進める。

❖ **補足**

　ほうれい線のしわが真皮層にまで至っている場合（皮膚を5〜7mm引き上げてもしわが消えない場合）は、セイリン1寸にて、ほうれい線の末梢側からしわに沿って水平刺する。しわが長くマリオネットラインまで至っている場合は、皮内鍼を用い、しわのラインに対し、外上方へ真皮層を切るように水平刺する。後述のマリオネットラインなどで、しわが筋繊維や結合組織により複雑に引き寄せられて出来ている場合も同様の手技を行う。

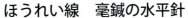

ほうれい線　毫鍼の水平針

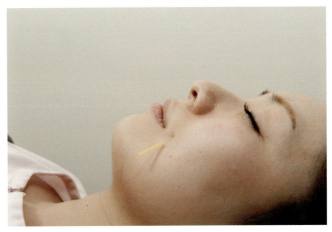

ほうれい線　皮内鍼を用いた場合

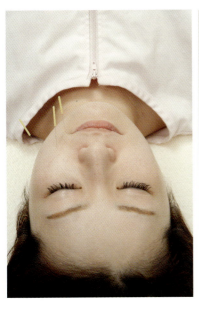
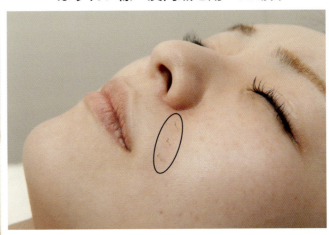

顴髎は追加穴にて、3〜5回目の施術で併用する

2．口角下端のたるみ

しわ、たるみの原因

　口角下制筋、頬筋の拘縮と大・小頬骨筋、上唇挙筋、口角挙筋の弱化により起こる。

ポイント

　下唇下制筋と拮抗筋とのバランスを取る。

取穴

補法：巨髎(ST3)

瀉法：地倉

　　下地倉(口角〈地倉〉より下1寸)　外方に向けて取る。
　　夾承漿(承漿の外1寸)　外方に向けて取る。

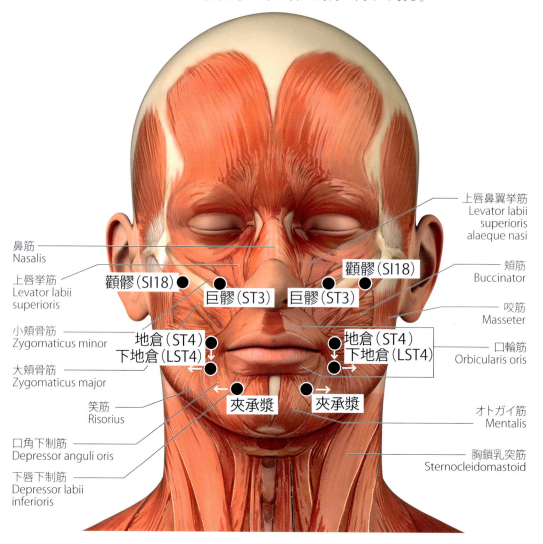

❖ しわ、たるみの原因と治療方鍼

　口角下制筋の拘縮と小頬骨筋、上唇挙筋、口角挙筋の弱化により起こる。俗に言うマリオネットラインである。これは口角下制筋の拘縮と大頬骨筋の下口唇への分岐部の拘縮、小頬骨筋、上唇挙筋、口角挙筋の弱化によって起きる。口角下制筋拘縮は口角を引き下げる効果もある。

❖ 治療のポイント：口角下制筋と拮抗筋とのバランスを取る

　治療のポイントは、上述の筋肉のバランスを取る。マリオネットラインが深い場合、地倉に追加して下方に1穴とる（便宜上、下地倉とする）。上方へ引き上げる筋肉として小頬骨筋、上唇挙筋、口角挙筋を刺激するため、巨髎を取る。4～5回目に追加穴として夾承漿を取るのも良い。この場合、特に内出血に注意する。

　口唇周囲にしわがある場合は、口輪筋全体を弛緩させるため、迎香・禾髎などを使う（詳細は上唇部のしわの項を参照のこと）。

❖ しわ・たるみの成因

○力点：大頬骨筋下口唇枝、頬筋、口角下制筋、重力、下口唇
○作用点：マリオネットライン周辺の皮膚
○支点：下顎部靱帯、咬筋靱帯

※『美容と皮膚科学』p19より

❖ 取穴

補法：巨髎(ST3)　深さ3～5mm　刺入方向　直刺
　　　瀉法：地倉
　　　下地倉 (Lower ST4)（口角〈地倉〉より下1寸にとる）
　　　直刺3mm後に外方へ2～3mm刺入
　　　追加穴（瀉法）：夾承漿　直刺2～3mm後に外方へ2～3mm刺入
　　　奇穴：夾承漿　取穴部位：承漿から3mm外側

補足：マリオネットラインにしわがある場合は皮内鍼を併用する

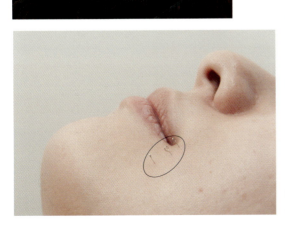

顔　The Face

3. 笑いじわ

しわ、たるみの原因

　口輪筋、笑筋、口角下制筋が拘縮し、小頬骨筋、上唇挙筋、口角挙筋の弱化、結合組織の老化により起こる。

取穴

補法：巨髎(ST3)

瀉法：地倉

　　下地倉(ST4)（口角〈地倉〉より下1寸にとる）　直刺3mm後に外方へ2〜3mm刺入

追加穴：夾承漿(承漿の外1寸)、皮内鍼テクニック

補足：軽く外側に引き上げても消えないしわの場合は皮内鍼をしわに沿って刺入する。より深い場合は、しわの内側から刺入し、水平刺で外側に向けて刺入する。

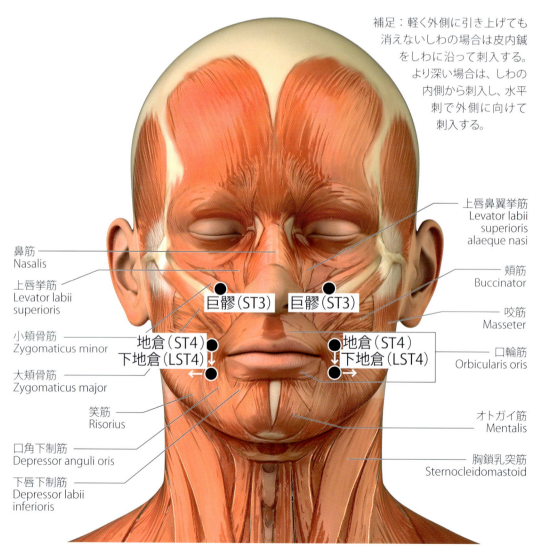

❖ しわ、たるみの原因と治療方鍼

口輪筋、笑筋、口角下制筋が拘縮し、小頬骨筋の弱化、結合組織の老化により起こる。

ここで述べる笑いしは、便宜上マリオネットラインのやや外側にあるものとする。このしわは、口輪筋、笑筋、口角下制筋が拘縮して硬くなり、さらに小頬骨筋も弱化することで起きる。また結合組織の老化による下垂も関与する。

❖ 治療のポイント

口角周囲の筋肉を緩め、本来の動きを取り戻す。

治療のポイントは、口輪筋と口角下制筋の拘縮を改善されるため、地倉および下方に1穴とる（下地倉）。直刺3mm後に外方へ2〜3mm刺入直刺した後、刺鍼転向法により、外側へ水平鍼で3〜5mmほど刺入する。口角を引き上げる小頬骨筋、上唇挙筋、口角挙筋を活性化するため、巨髎を補法でとる。深いしわ（GradeIII）がある場合は、合わせて皮内鍼も用いる（皮内鍼テクニックの項を参照のこと）。

手技の写真

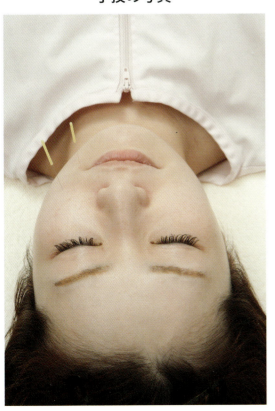

❖ 取穴

補法：巨髎（ST3）　深さ3〜5mm　刺入方向　直刺

瀉法：地倉

　　　下地倉（Lower ST4）（口角〈地倉〉より下1寸にとる）直刺3mm後に外方へ2〜3mm刺入

❖ 補足

軽く外側に引き上げても消えないしわの場合は皮内鍼をしわに沿って刺入する。より深い場合は、しわの内側から刺入し、水平刺で外側に向けて刺入する。

4．こけた頬

しわ、たるみの原因

筋肉：口角下制筋、頬筋の萎縮。大頬骨筋の弱化。
その他：結合組織、皮下組織の老化、やせ。

ポイント
　頬筋とそれに拮抗する口輪筋のバランスを整える。

取穴
補法：顴髎(SI18)　深さ3～5mm　刺入方向　直刺
瀉法：地倉(ST4)　深さ3～5mm　刺入方向　直刺

❖ しわ、たるみの原因
　口角下制筋、頬筋の萎縮、大頬骨筋の弱化、結合組織、皮下組織の老化、やせにより起こる。

❖ 治療のポイント
　頬筋とそれに拮抗する口輪筋のバランスを整える。

　治療のポイントは、頬筋とそれに拮抗する口輪筋のバランスを整える。口輪筋を弛緩させるため、瀉法で地倉をとる。また、大頬骨筋の動きを改善させるため、補法で顴髎をとる。また4～5回目に、ロイヤルリアクティブポイント®として顴髎を取り、直刺

補足：ロイヤルリアクティブポイント®（顴髎SI18）を用いるのも効果的。
軽く外側に引き上げても消えないしわの場合は皮内鍼をしわに沿って刺入する。より深い場合は、しわの内側から刺入し、水平刺で外側に向けて刺入する。

顴髎(SI18)
顴髎(SI18)
地倉(ST4)
地倉(ST4)

した後に刺鍼転向法で、45度外上方に向けて刺入するとこけたほほの改善に効果的である。

取穴
補法：顴髎（SI18）　深さ3〜5㎜　　刺入方向　直刺
　　　　ロイヤルリアクティブポイント®の場合は、直刺3〜5㎜後に45度外上方3〜5㎜刺入
瀉法：地倉（ST4）　直刺3〜5㎜

✚ 補足
ロイヤルリアクティブポイント®（顴髎SI18）を用いるのも効果的である。
　軽く外側に引き上げても消えないしわの場合は皮内鍼をしわに沿って刺入する。より深い場合は、しわの内側から刺入し、水平刺で外側に向けて刺入する。

✚ しわ・たるみの成因
○力点：大頬骨筋下口唇枝、頬筋、口角下制筋、重力、下口唇
○作用点：マリオネットライン周辺の皮膚
○支点：下顎部靱帯、咬筋靱帯
※『美容と皮膚科学』p19より

ロイヤルリアクティブポイント®

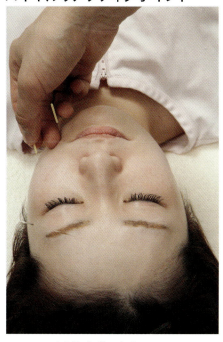

3〜5㎜直刺した後、上方へ3〜5㎜刺入する。

実際の手技の写真

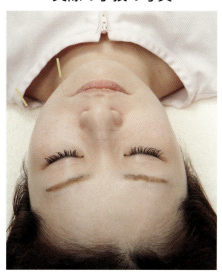

顔　The Face　105

5. オトガイのしわ

しわ、たるみの原因

オトガイ筋、下唇下制筋の萎縮と上唇挙筋、大小頬骨筋の弱化、結合組織、皮下組織の老化により起こる。

ポイント

オトガイ筋の萎縮を取り、拮抗する筋群を活性化させる。

取穴

瀉法：承漿(CV24)、夾承漿
補法：巨髎(SI3)、禾髎(LI19)

下顔面の筋

補足：収縮が強い場合や深いしわには、夾承漿を用いながら、オトガイのしわに皮内鍼を用いる。両側から五分鍼を水平刺してもよい。

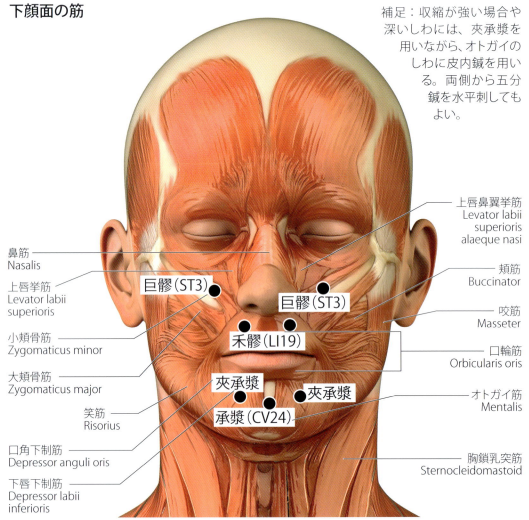

イラスト：http://jp.123rf.com/profile_woodoo007
（123RF 写真素材）

❖ しわ、たるみの原因

オトガイ筋、下唇下制筋の拘縮と上唇挙筋、口角挙筋、大小頬骨筋の弱化、結合組織、皮下組織の老化により起こる。

❖ 治療のポイント

オトガイ筋、下唇下制筋の拘縮を取り、拮抗する筋群を活性化させる。

オトガイ筋の拘縮により、いわゆる梅干しじわを生じさせる。オトガイ筋が硬くなり周囲の結合組織が下垂しているため、筋腹をとらえ、拘縮を緩和させるため、夾承漿をとる。同時に拮抗筋的な存在である上側に引き上げる小頬骨筋、上唇挙筋を活性化されるため、それぞれ巨髎、禾髎をとる。

収縮が強い場合や深いしわに対しては、表情の癖になっている真皮層に至っているしわを改善する必要があるため、筋肉へのアプローチである夾承漿を用いながら、さらにオトガイのしわに皮内鍼を用いる。両側から五分鍼を2mmから3mm程度水平刺をするのもよい。

❖ 取穴

瀉法：夾承漿（承漿の外3mm）　直刺3mm後に内
　　　方へ2〜3mm刺入
補法：巨髎(SI3)　深さ3〜5mm　刺入方向
　　　直刺
　　　禾髎(LI19)　深さ3〜5mm　刺入方向　直刺

❖ 補足

収縮が強い場合や深いしわには、夾承漿を用いながら、オトガイのしわに皮内鍼を用いる。
両側から五分鍼を水平刺してもよい。

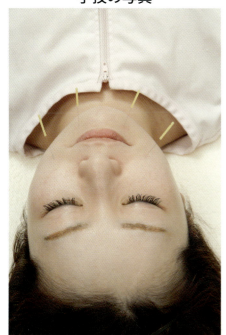

手技の写真

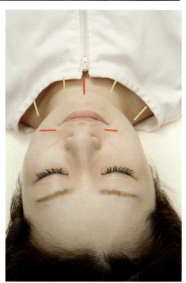

承漿、禾髎も用いたところ。

顔　The Face

6．ほうれい線上端のしわ

しわ、たるみの原因

上唇挙筋の萎縮、上唇鼻翼筋の萎縮、口輪筋の萎縮、結合組織、皮下組織の老化により起こる。

ポイント

小鼻周囲にある筋の萎縮をリリースする。

取穴

瀉法：迎香(LI20)、地倉(ST4)
　　　迎香(LI20)直刺→外側

❖ しわ、たるみの原因

上唇挙筋の拘縮、上唇鼻翼筋の拘縮、口輪筋の拘縮、結合組織、皮下組織の老化により起こる。

ほうれい線に準じる組織が関与するが、特にこの鼻唇溝の上部、鼻

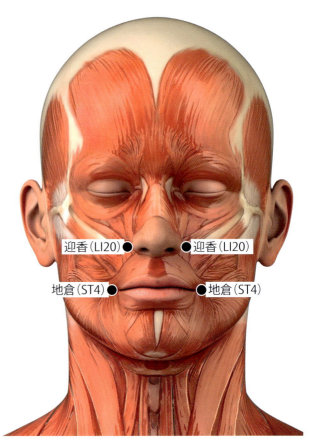

補足：ロイヤルリアクティブポイント®（迎香　直刺→外側→上方）を用いるのも効果的。

翼部付近の溝は、上唇挙筋の収縮により深くなる。

❖ 治療のポイント

鼻翼部付近にある筋の拘縮を緩和する。

口輪筋に対し、地倉をとり、鼻翼付近の筋肉の拘縮緩和のため、迎香をとる。とくにたるみが強い場合は、4〜5回目の施術の時に、ロイヤルリアクティブポイント®として迎香を取る。この場合は、2〜3mm直刺した後、2〜3mm外側に刺入し、さらに2〜3mm上方に刺入する。

❖ 取穴

瀉法：迎香(LI20)　直刺3〜5mm
　　　地倉(ST4)　直刺3〜5mm

ロイヤルリアクティブポイント®の刺入方法

※ロイヤルリアクティブポイント®
（迎香LI20　直刺2〜3mm→外側2〜3mm→上方2〜3mm）を用いるのも効果的である。

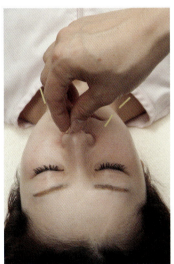

直刺(2〜3mm)後、外側に横刺で2〜3mm刺入する。

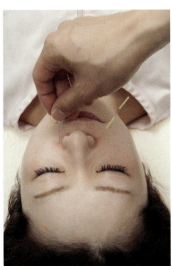

外側に刺入後、上方に2〜3mm横刺する。

手技の写真

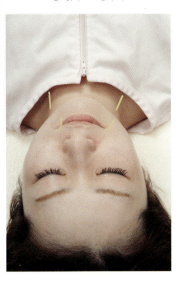

7. 上唇のしわ

しわ、たるみの原因

口輪筋の拘縮、頬筋と上唇挙筋の弱化により起こる。

ポイント

口輪筋上部のリリースと上唇を引き上げる筋肉の活性化。

取穴

瀉法：禾髎(LI19)

補法：迎香(LI20)、地倉(ST4)

補足：上唇に縦しわが強い場合は、皮内鍼を用いる。敏感な部位なので、アイシングなどを行いながら施術する。

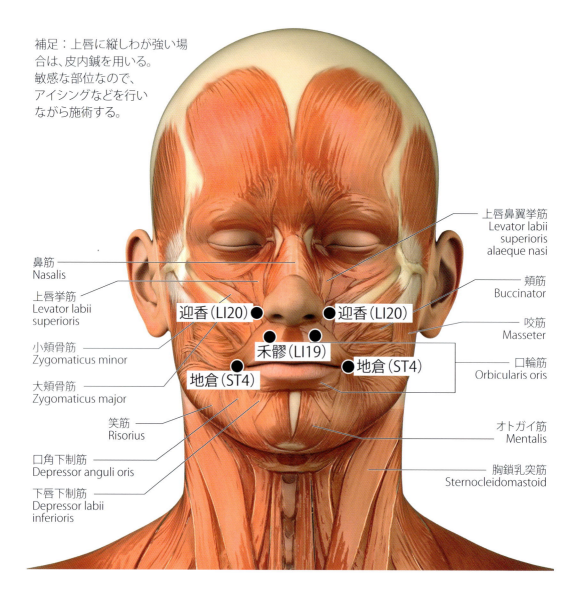

❖ しわ、たるみの原因
口輪筋の拘縮、頬筋と上唇挙筋の弱化により起こる。

❖ 治療のポイント
口輪筋上部の拘縮緩和と上唇を引き上げる筋肉の活性化。
口輪筋の上部を弛緩させるために禾髎を瀉法で取る。さらに地倉と迎香を瀉法で取る。

❖ 取穴
瀉法：禾髎(LI19)　直刺　2〜3㎜
　　　迎香(LI20)、地倉(ST4)　直刺　2〜3㎜

❖ 補足
縦しわが強い場合は、皮内鍼を用いる。敏感な部位なので、アイシングを行いながら施術する。

手技の写真

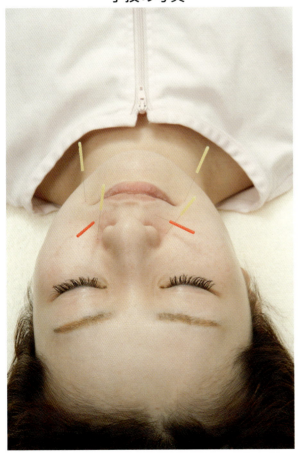

8. 眼瞼下部から伸びるしわ

しわ、たるみの原因

上唇挙筋の萎縮、結合組織、皮下組織の老化により起こる。
眼瞼下部の結合組織、皮下組織のやせ、老化。

ポイント

しわの原因となっている上唇挙筋の萎縮をリリースする。
しわの下の結合組織にマイクロトラウマを作り、コラーゲン・エラスチン産生を促す。

取穴

瀉法：しわの中心部直刺（上唇挙筋）、迎香（LI20）

補足：普段は出現せずに疲れによりくぼんだようなラインが出る場合は、02番一寸の鍼を切皮程度に刺入する。
　しわのラインがくっきりとしている場合、陥凹が大きい場合、皮内鍼を用いる。

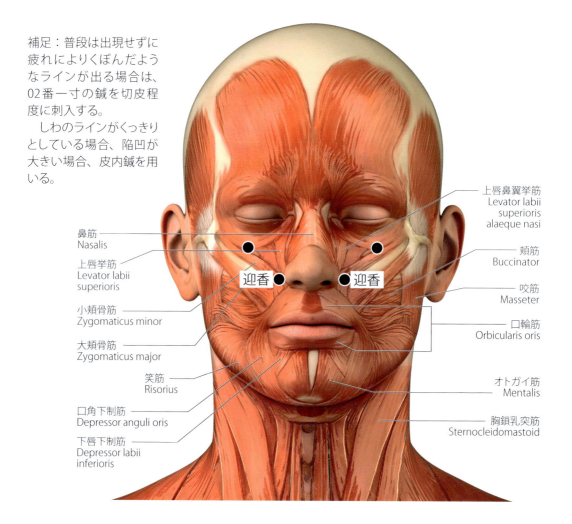

❖ しわ、たるみの原因

上唇挙筋の萎縮、結合組織、皮下組織の老化により起こる。
眼瞼下部の結合組織、皮下組織のやせ、老化

❖ ポイント

しわの原因となっている上唇挙筋の萎縮をリリースする。
しわの下の結合組織にマイクロトラウマを作り、コラーゲン・エラスチン産生を促す。

❖ 瀉法：

しわの中心部直刺（上唇挙筋）、迎香（LI20）直刺3㎜後に外方へ2～3㎜刺入、上方へ3～5㎜刺入する。

しわの原因となっている上唇挙筋の萎縮を緩める。疲労によりラインがでるが普段は見えない程度のしわの場合は、血行不良によることが多いため、しわの中心部、上唇挙筋に切皮程度に直刺し経過をみる。クッキリとしたしわややせにより深くみえる場合は、しわに対してマイクロトラウマでコラーゲンを作り、ふっくらさせる。

ゴルゴ線の皮内鍼テクニック

❖ 補足

しわのラインに沿って、02番一寸の鍼を真皮層に切皮程度刺入する。

しわがくっきりとしている場合、陥凹が大きい場合、皮内鍼を用いる。

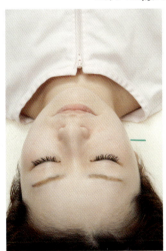

疲労時に陥凹がみられる程度であれば、切皮程度でよい。

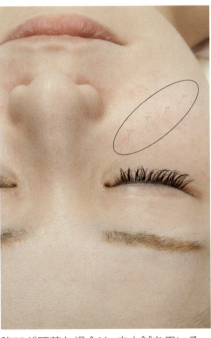

陥凹が顕著な場合は、皮内鍼を用いる。

顔　The Face

9. 下眼瞼のたるみ・しわ

しわ、たるみの原因

眼瞼挙筋腱膜の老化、目の酷使（老眼）、眼窩内圧の上昇などによる。

老化による眼球を支える眼窩内支持組織のゆるみや眼窩下線の骨萎縮が、この現象を助長する。

ポイント

眼瞼挙筋・眼輪筋の萎縮をリリースする。

取穴

瀉法：上上明、攅竹（BL2）

補足：
目の下のしわは皮内鍼を用いる。浅く刺入する（切皮程度）。

内出血しやすい部分であり、初回やむくみが顕著なときは、目元への施術は行わない。

追加穴：球后（瀉）、四白（ST2）（瀉）

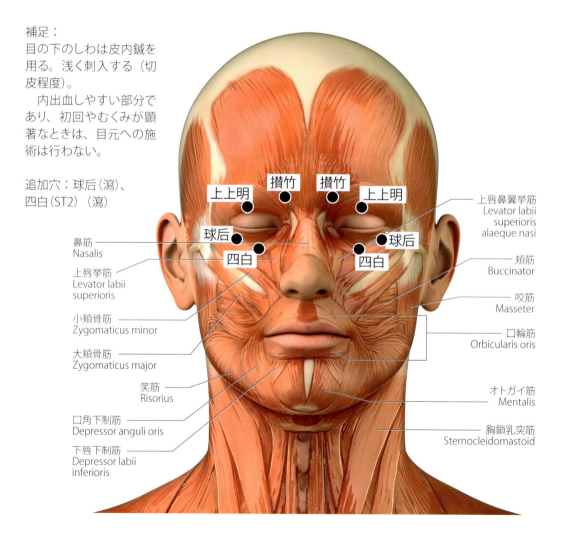

114

❖ しわ、たるみの原因

眼瞼挙筋腱膜の老化、目の酷使（老眼）、眼窩内圧の上昇などによる。老化による眼球を支える眼窩内支持組織のゆるみや眼窩下線の骨萎縮が、この現象を助長する。また、目を酷使している人、老眼で起こる。

❖ ポイント

眼瞼挙筋・眼輪筋の萎縮をリリースする。

❖ 瀉法：

上上明　斜刺で切皮後、水平に5～7mm程度上方に刺入

攅竹（BL2）　深さ3～5mm　　刺入方向　直刺

眼瞼挙筋の活性化と眼輪筋の萎縮改善のため攅竹（BL2）と上上明を用いる。

上上明は、内出血しやすい部位なので、初診では用いない。4～5回行い、改善の再評価後、必要に応じて使用する。より改善効果を期待する場合は、追加穴として、四白（ST2）、球后を用いる。

❖ 補足

目の下のしわは皮内鍼を用いる。浅く刺入する（切皮程度）。

内出血しやすい部分であり、初回やむくみが顕著なときは、目元への施術は行わない。

❖ 追加穴：球后（瀉）、四白（ST2）（瀉）

球后の取穴部位:次ページ参照

球后の取穴部位

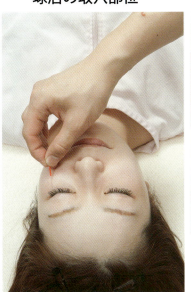

上上明刺入方法

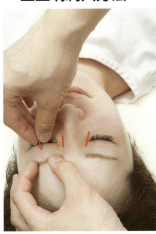

押手で攅竹（BL2）、絲竹空（TE23）周囲を横に伸展させ、上上明を上方に水平刺する。

顔　The Face　115

目の下のたるみの原因

　目の下のたるみが気になる場合の治療穴は、承泣（ST1）や四白（ST2）などを考えることが多いかもしれないが、間違いである。

　眼球は眼窩脂肪体に支持されており、上眼瞼には、眼瞼挙筋とその腱膜である眼瞼挙筋腱膜がある。目を凝らす癖のある人や、目を掻く癖のある人、目が悪い人、加齢により、眼瞼挙筋腱膜が伸びる。すると眼瞼下垂のような状態になる。これを「腱膜性下垂」という。このような状態になり、眼瞼下垂になると、重力で眼窩脂肪体は内側に押される。眼球上部にあった眼窩脂肪体は圧迫され、眼球の下方に突出してくる。このため、下眼瞼がたるんだように見える、ふくれている、しわができるなどの変化が起きる。眼瞼挙筋腱膜の劣化ともに眼瞼挙筋の萎縮、また前頭筋の拘縮により起こる。よって、眼瞼挙筋は直接できないため、眼輪筋周囲を刺激し血行や代謝を改善することで眼瞼挙筋の動きを活発化すると共に、前頭筋、頭皮の筋肉の拘縮緩和により改善が期待できる。よって、第一に選択すべき経穴は魚腰、上上明、陽白（GB14）、頭皮の経穴などになる。その治療経過をおって、さらに改善を期待する場合に、局所療法として下眼瞼周囲の経穴やしわへ皮内鍼処置を行う。ただし、下眼瞼部は内出血しやすい部位であるので、極力、上眼瞼周囲の治療により改善を図るようにする。やはり4〜5回目での改善効果を評価し、実際に局所に施術する際はクライアントに十分な内出血のインフォームドコンセントを行ってから施術する。

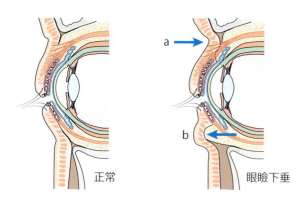

眼瞼下垂と下眼瞼の隆起の関係
上眼窩脂肪体が眼窩内に引き込まれて上眼瞼陥凹をきたす（a）
眼窩内圧が上がるので下眼窩脂肪が前に押し出されてくる（b）

10. カラスの足跡

しわ、たるみの原因

眼瞼挙筋腱膜のゆるみ、眼輪筋の萎縮、目の酷使（老眼）、眼窩内圧の上昇などによる。

ポイント

眼輪筋の萎縮をリリース、眼瞼挙筋の弱化を改善する

取穴

瀉法：攢竹（BL2）、絲竹空（TE23）
補法：魚腰

補足：目尻にある真皮層に至ったしわは皮内鍼を用いる。浅く刺入する（切皮程度）。
表層の乾燥によるしわは、保湿を促す。鍼は行わない。
側頭筋上の胆経のラインを斜め上に引き上げ、改善する部位に置鍼するのもよい。
［頷厭（GB4）、率谷（GB8）、曲鬢（GB7）など］
追加穴：瞳子髎（GB1/瀉）　球后（瀉）　巨髎（ST3）または顴髎（SI18/瀉）

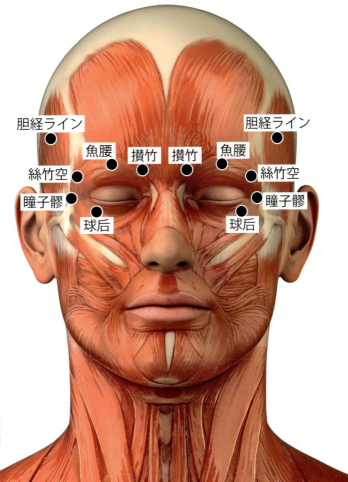

顔　The Face

❖ しわ、たるみの原因

　カラスの足跡とは、目尻のしわのことで、眼瞼挙筋腱膜のゆるみ、眼輪筋の萎縮、目の酷使（老眼）、眼窩内圧の上昇などにより起こる。

❖ ポイント

　眼輪筋の萎縮をリリース、眼瞼挙筋の弱化を改善する。

❖ 瀉法：

　攅竹（BL2）　深さ３〜5㎜　刺入方向　直刺
　絲竹空（TE23）　深さ２〜3㎜　刺入方向　直刺

❖ 補法：

　魚腰　深さ３〜5㎜　刺入方向　直刺

　眼輪筋の萎縮を緩和するため、攅竹（BL2）や絲竹空（TE23）を用いる。また眼瞼下垂同様、眼瞼挙筋を活性化させるため魚腰を用いる。
　目尻にある細かいしわに対しては、皮内鍼で切皮程度の直刺を行い、マイクロトラウマで改善させる。水平鍼は内出血するため禁忌となる。
　また、目元のしわで、軽く２〜5㎜程度軽い刺激で引き上げてしわが消失する場合は、表皮の乾燥により起きているものがほとんどである。この場合は、リスクの高い鍼をする必要は無い。原因は乾燥なので、保湿クリームを普段の２倍使うように指導することでほとんどの悩みは改善する。また化粧品を使用しても、体自体が脱水傾向であると改善しないため、水分補給の指導も合わせて行う。

❖ 補足

　目尻にある真皮層に至ったしわは皮内鍼を用いる。浅く刺入する（切皮程度）。
　表層の乾燥によるしわは、保湿を促す。鍼は行わない。
　側頭筋上の胆経のラインをナナメ上に引き上げ、改善する部位に置鍼するのもよい［頷厭（GB4）、率谷（GB8）、曲鬢（GB7）など］。

✦ **追加穴：**

瞳子髎（GB1/瀉）　球后（瀉）　巨髎（ST3/瀉）または顴髎（SI18/瀉）

追加穴としては、どうしても気になるという人に行う。

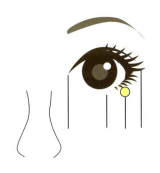

球后

取穴部位

内眼角と外眼角を4分割し、外側から内側へ1/4入ったところ、眼球と眼窩の間。

2.5分直刺。内出血に配慮すること。

手技の写真

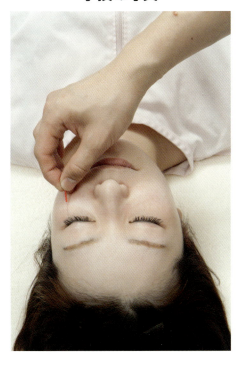
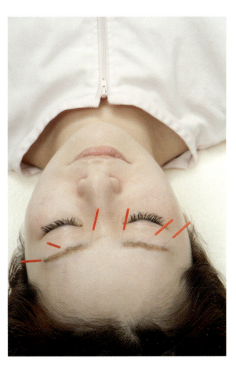

顔　The Face　119

11. 眼瞼下垂

しわ、たるみの原因

眼瞼挙筋腱膜のゆるみ、眼輪筋の萎縮。

ポイント
眼輪筋の萎縮をリリース、眼瞼挙筋の弱化を改善する。
取穴
瀉法：攢竹（BL2）、上上明

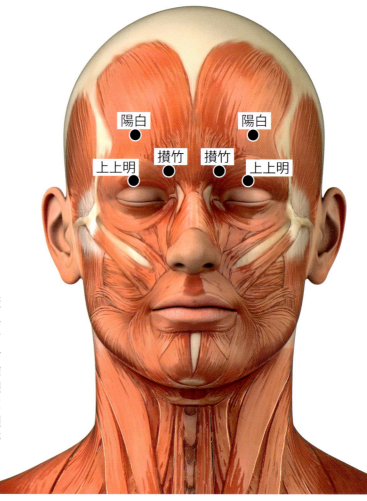

補足：眼瞼挙筋腱膜の瞼板付着部が断裂または伸展して、眼瞼内に後退するのでそれに付着する眼窩脂肪も一緒に後退するために上眼瞼が陥凹する。加齢による上眼瞼の陥凹はこのメカニズムによってもたらされるもので、眼窩脂肪の萎縮ではないことが多い。

❖ しわ、たるみの原因
眼瞼挙筋腱膜のゆるみ、眼輪筋、前頭筋の萎縮。

❖ ポイント
眼輪筋、前頭筋の拘縮・萎縮を緩和し、眼瞼挙筋の弱化を改善する。

❖ 瀉法：
　攅竹（BL2）　深さ3〜5mm　刺入方向　直刺

　上上明　斜刺で切皮後、水平に5〜7mm程度上方に刺入

　瞼下垂は、眼瞼挙筋腱膜が伸び、眼輪筋が萎縮し、さらに、眼瞼挙筋の動きが低下している状態。眼瞼下垂と同じ原理の配穴で治療する。攅竹（BL2）、上上明を用いる。上上明は改善に非常に効果的な経穴である。

❖ 補足
　眼瞼挙筋腱膜の瞼板付着部が断裂または伸展して、眼瞼内に後退するので、それに付着する眼窩脂肪も一緒に後退するために上眼瞼が陥凹する。加齢による上眼瞼の陥凹はこのメカニズムによってもたらされるもので、眼窩脂肪の萎縮ではないことが多い。

上上明

　取穴部位

　前頭部、眼窩上縁下方の眼窩壁（上明穴）のやや上方にとる。

　水平鍼にし、眼輪筋の拘縮を緩和し眼瞼挙筋を引き上げるように、五分鍼の半分を刺入する。

手技の写真

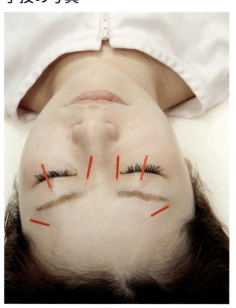

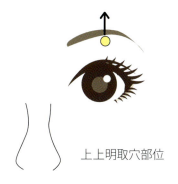

上上明取穴部位

顔　The Face

12. 眉間・鼻根のしわ

しわ、たるみの原因

老眼などにより眼を細めてみる習慣が原因。

しわ眉筋・眉毛下制筋・前頭筋の収縮が眉間の縦じわ、鼻筋が鼻根下の横じわを形成する。

ポイント

しわ眉筋・眉毛下制筋・鼻筋の拘縮をリリースする。

取穴

瀉法：印堂　攅竹（BL2）　陽白（GB14）

補足：真皮層内に進行したしわは、皮内鍼または5分鍼でしわの皮下を通るように水平刺する。
眉間に力が入っている場合、皮内鍼を外側に向けて2本、内側に向けて1本を刺入しても良い。
目を細める癖や眉間に力が入る場合は攅竹を外側に向けて刺入する。
鼻根の横しわは、皮内鍼で直刺する。
追加穴：山根
取穴：鼻根部、両内眼角を結んだ中点に取る（副鼻腔炎、不眠）

（瀉法：上鼻通　鼻根の横しわもある場合、上鼻通から下方へ向けて刺入する）

✤ しわ、たるみの原因

老眼などにより眼を細めてみる習慣が原因。

しわ眉筋・眉毛下制筋・鼻筋の収縮が眉間の縦じわ、鼻根の横じわを形成する。

✤ ポイント

しわ眉筋・眉毛下制筋・鼻筋の拘縮をリリースする。

✤ 瀉法

印堂　直刺2〜3mm　眉間のしわが深いときは、水平にし、5〜7mm下方へ刺入

攢竹（BL2）　直刺3〜5mm　眉間のしわが深いときは、2〜3mm直刺後に外上方へ3〜5mm刺入

（瀉法：上鼻通　鼻根の横しわもある場合、上鼻通を切皮後、外下方に3〜5mm下方へ刺入する）

眉間のしわは、しわ眉筋・眉毛下制筋・鼻筋の拘縮を緩和するため、印堂と攢竹(BL2)を用いる。

通常、美容鍼では直刺か、上方に向けて刺鍼するが、鼻根の横しわの場合、鼻筋が収縮する時に皮膚が上に引き寄せられてしわができているため、上鼻通から下方へ向けて刺入する。

✤ 補法：

巨髎(ST3)　深さ3〜5mm　刺入方向　直刺

✤ 補足：

真皮層内に進行したしわは、皮内鍼または5分鍼でしわの皮下を通るように水平刺する。

眉間に力が入っている場合、皮内鍼を外側に向けて2本、内側に向けて1本を刺入しても良い。

目を細める癖や眉間に力が入る場合は攢竹を外側に向けて刺入する。

鼻根の横しわは、皮内鍼で直刺する。

❖ 追加穴：山根

取穴：鼻根部、両内眼角を結んだ中点に取る（副鼻腔炎、不眠）。

追加穴の山根は、鼻根部、両内眼角を結んだ中点にあり、副鼻腔炎や不眠にも効果的な経穴である。

印堂

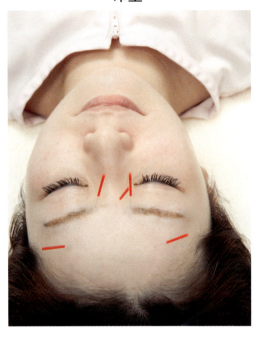

皮内鍼

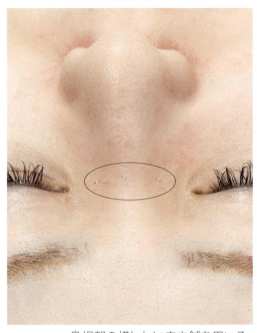

鼻根部の横しわに皮内鍼を用いる

上鼻通

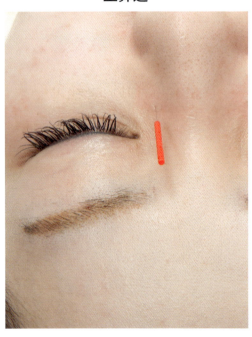

山根

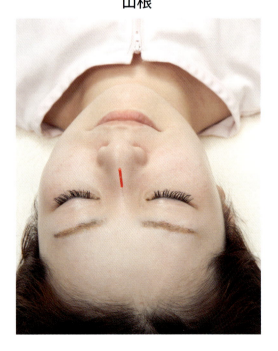

13. 前額のしわ、たるみ

しわ、たるみの原因

後頭前頭筋の萎縮としわ鼻筋・鼻根筋の弱化、眉毛部皮膚のたるみ。

ポイント

後頭前頭筋の収縮をリリース、しわ鼻筋・鼻根筋の弱化を改善する。

取穴

瀉法：陽白（GB14）、魚腰、天柱（BL10）、風池（GB20）

追加穴：眉衝（BL3）または五処（BL5）

眉衝（BL3）　取穴：眉毛の内側直上、前髪際を入ったところ5分、神庭と曲差の間。

五処（BL5）　取穴：曲差の直上、前髪際を1寸入って取る。

補足：真皮層内に進行したしわは、皮内鍼または5分鍼でしわの皮下を通るように水平刺する。
眉間に力が入っている場合、皮内鍼を外側に向けて2本、内側に向けて1本を刺入しても良い。目を細める癖や眉間に力が入る場合は攅竹（BL2）を外側に向けて刺入する。
鼻根の横しわは、皮内鍼で直刺する。
追加穴：山根
取穴：鼻根部、両内眼角を結んだ中点に取る（副鼻腔炎、不眠）。

顔　The Face　**125**

❖ しわ、たるみの原因
後頭前頭筋の萎縮としわ鼻筋・鼻根筋の弱化、眉毛部皮膚のたるみ。

❖ ポイント
後頭前頭筋の収縮をリリース、しわ鼻筋・鼻根筋の弱化を改善する。

❖ 取穴
瀉法：陽白(GB14)、魚腰、天柱(BL10)、風池(GB20)

後頭前頭筋の萎縮としわ鼻筋・鼻根筋の弱化、眉毛部皮膚のたるみで起きるため、後頭前頭筋の拘縮を緩和する。陽白(GB14)、魚腰で前頭筋を緩め、風池(GB20)から天柱(BL10)に向かって取って鍼を刺入させ、後頭筋の拘縮を緩和させる。また、追加穴として、眉衝(BL3)または五処(BL5)を用いる。真皮層に至ったしわには、皮内鍼を用いる。

❖ 追加穴：
眉衝(BL3)または五処(BL5)

眉衝 (BL3)　取穴：眉毛の内側直上、前髪際を入ったところ5分、神庭と曲差の間。

五処(BL5)　取穴：曲差の直上、前髪際を1寸入って取る。

❖ 補足
真皮層内に進行したしわは、皮内鍼または5分鍼でしわの皮下を通るように水平刺する。

クッキリとしている場合は、1寸または5分鍼でしわの外側から内側に向けて水平刺。

上下に5～7mm引き上げ、より引き上がった方へ皮内鍼を2本、対側に1本の組み合わせで数か所皮内鍼を刺入する。

印堂　直刺2～3mm　眉間のしわが深いときは、水平にし、5～7mm
　　下方へ刺入。
攅竹 (BL2)　直刺3～5mm　眉間のしわが深いときは、2～3mm直
　　刺後に外上方へ3～5mm刺入。

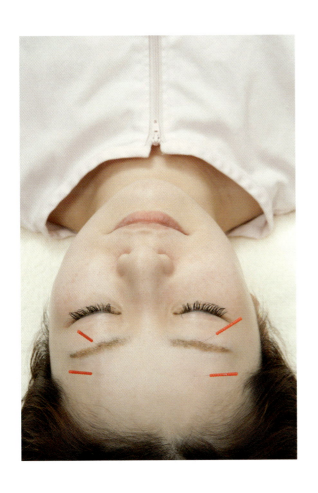

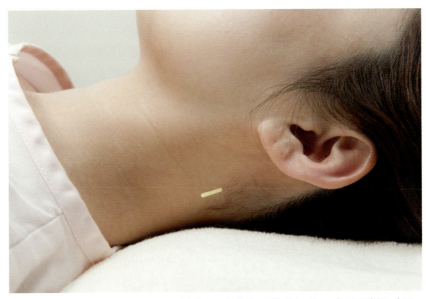

風池（GB20）から天柱（BL10）へ向けて刺入する。

顔　The Face

14. フェイスラインのたるみ（エラ）

しわ、たるみの原因
咀嚼筋・側頭筋の萎縮。

ポイント
咀嚼筋・側頭筋のリリース。

取穴
瀉法：頷厭(GB4)

追加穴：頬車(ST6)→↑、率谷(GB8/直刺)

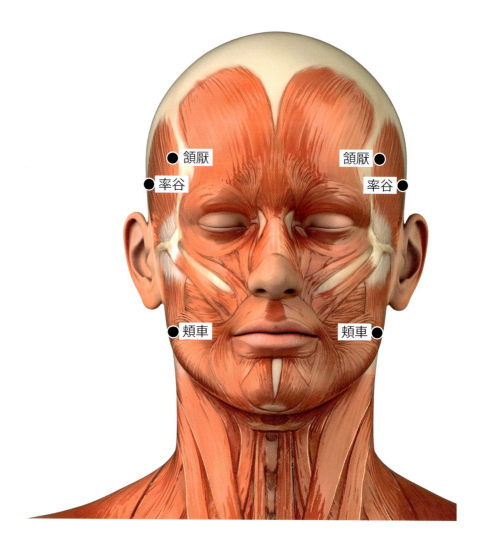

❖ しわ、たるみの原因
咀嚼筋・側頭筋の萎縮

❖ 取穴
瀉法：頷厭(GB4)、懸顱(GB5)、懸釐(GB6)の３点を牽引し、最もフェイスラインが引き上がる点を１点とる。

追加穴：頬車(ST6)→↑、頷厭(GB4)、率谷(GB8/直刺)

　　　　牽正：耳垂の前方0.5〜1寸に取り、3㎜程度刺入後、3〜5㎜下方に刺入する

❖ 補足
エラの周囲がすっきりしていると小顔に見える。フェイスラインのたるみには、咀嚼筋、側頭筋の拘縮を緩和するため、頬車(ST6)、頷厭(GB4)、率谷(GB8)のうち用いる。

頬車(ST6)は直刺後、下顎角に向けて3㎜ほど刺入しさらに、上方に3㎜程度進める。

手技の写真

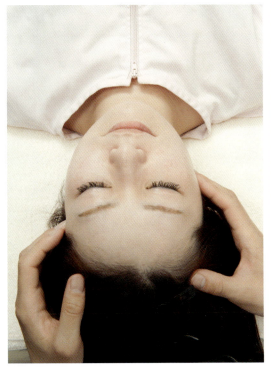

頷厭(GB4)、懸顱(GB5)、懸釐(GB6)を指圧し引き上げ、最もフェイスラインが変化する穴を探す。

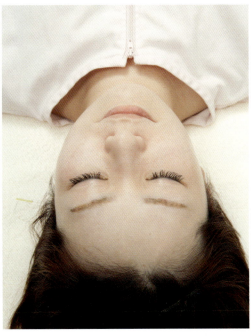

最もフェイスラインが変化する穴に直刺する。

顔　The Face

頬車ロイヤルリアクティブポイント

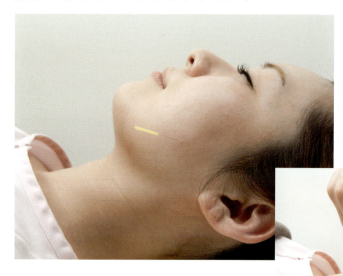

頬車(ST6)を2〜3mm直刺後、下顎角に向けて3〜5mm刺入（水平刺）し、さらに下関(ST7)に向けて3〜5mm刺入（水平刺）する。

※注意点

大迎(ST5)に刺入すると静脈を傷つけることになるので、必ず頬車(ST6)から刺入するようにする。

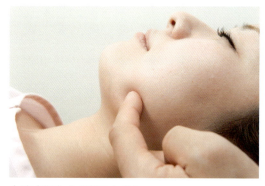

大迎(ST5)から刺入しない。

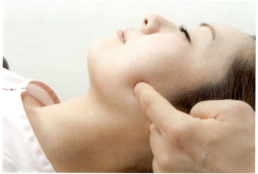

頬車(ST6)より刺入する。

ロイヤルリアクティブポイント®の定義

ロイヤルリアクティブポイント®の定義

　手技療法にあるトリガーポイント、テンダーポイント、モーターポイントなど研究者によって「発見」されたポイントと古代からある数千年の間に治療に利用されてきた経穴には密接な関係性がある。筋肉、筋膜をリリースし、神経を活性化させ、リアクティブ（敏感に反応）させる種々のポイントの中で、鍼で直接的に刺激すると効果的な反応をする部位をロイヤルリアクティブポイント®と名付けた。

　　注意：ロイヤルリアクティブポイント®は一般財団法人　日本美容鍼灸マッサージ協会の登録商標である。刺鍼転向法などを用いる高度な技術で、リスクも伴う。名称使用の有無に関わらず、自己責任で実施すること。使用に関して、いかなる理由に関わらず、筆者、協会は一切の責任を負わないものとする。なお名称は協会の認定美容鍼灸師以外使用できない。また、技術利用が許可されるのは個人の範囲内であり、協会によって指導許可を得た者以外、他者に指導、教育することは一切認められない。

定　義

ロイヤルリアクティブポイント®は、神経筋接合部や筋骨障害部位に特異的な反応をもたらす反射点を示す。筋肉、筋膜をリリース、神経を活性化させ、リアクティブ（敏感に反応）させる場所、経穴。鍼を刺入すると、筋肉は反応を起こす。

顔　The Face

ロイヤルリアクティブポイント®（ロイヤルポイント）

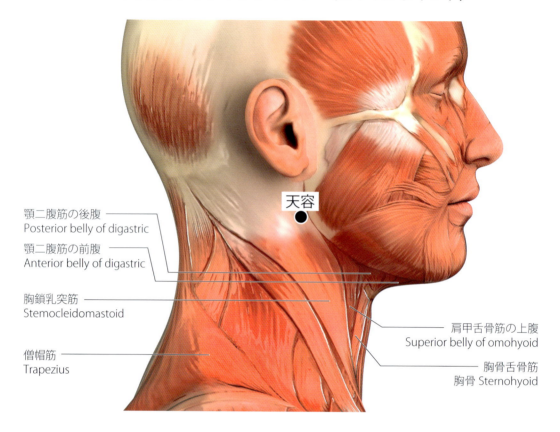

フェイスライン、二重アゴ　—天容—

❖ 原因
広頸筋、口角下制筋、下唇下制筋の拘縮・萎縮と顎二腹筋、顎舌骨筋の弱化、肥満

❖ ポイント
顎二腹筋、顎舌骨筋の弱化の改善

ロイヤルリアクティブポイント®：天容(SI17)より直刺し広頸筋を貫く。その後刺鍼転向法を行い、対側の風池(GB20)へすすめる。

二重アゴは、顎二腹筋、顎舌骨筋のあたりが弱化して起こる。ここを引き上げるのがロイヤルリアクティブポイント®。天容(SI17)を

直刺し、広頸筋を貫くまで刺入したのち、対側の天柱(BL10)や風池(GB20)に向けて刺入する。顎二腹筋まで刺入することでフェイスラインを引き上げる。ここはポイントをとらえると、ギュッと何かをつかんだような反応が入り、クライアントが強い刺激を感じる(得気とは違う感覚である)。

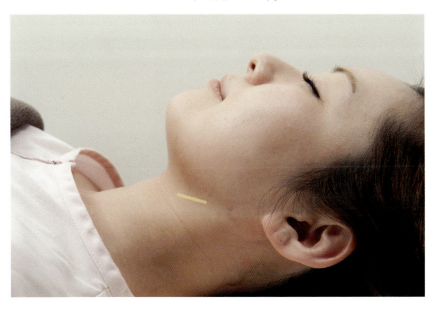

❖ 解説

フェイスラインより擦上していき、下顎角の後方、胸鎖乳突筋の前に取る。

直刺し広頸筋まで刺入後、刺針転向法にて対側の天柱(BL10)、風池(GB20)の方向に刺入する。

刺入点　天容（SI17）

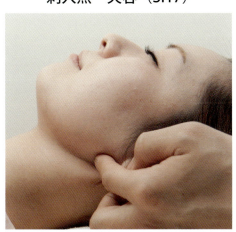

[上からみた刺鍼方向]

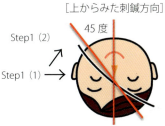

Step1　正中線に直角に広頸筋を貫くまで刺入する(1-1)。次にベッドより水平位を保ち、肩の方へ45度斜に角度を付ける(1-2)

[頭頂からみた刺鍼方向]

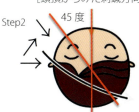

Step2　STEP1の角度を保持したまま、水平線より45度上方に角度を付け、対側の風池(GB20)に向けて刺入する

顔　The Face

ロイヤルリアクティブポイント®（ロイヤルポイント）

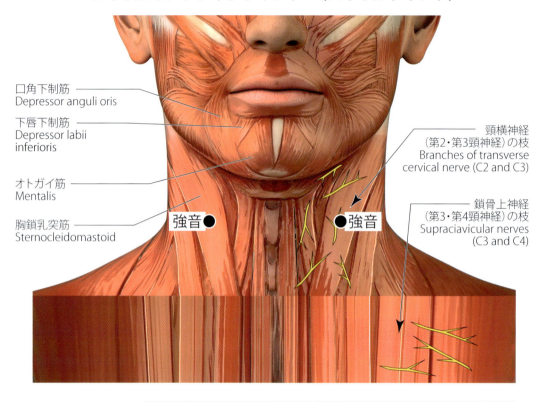

- -

首のしわ、たるみ ―強音―

✤ 原因
広頸筋の収縮（首の横のしわ）、広頸筋内側縁拘縮（首の縦索）、口角下制筋、下唇下制筋・顎、骨筋の萎縮、あごのたるみ。

✤ ポイント
広頸筋の拘縮緩和。

✤ 取穴

1．ロイヤルリアクティブポイント®：強音
※奇穴：強音
取穴部位：咽頭隆起の外上方側2寸で、人迎穴（ST9）の後側上方

補足：首に横しわがある場合、皮内鍼を用いても良い。頸部は重要な組織があるため毫鍼の水平刺は行わないこと。

134

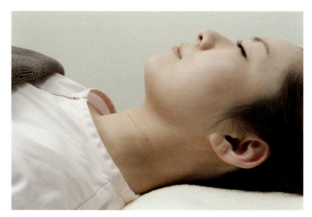

補足説明　強音の取穴部位

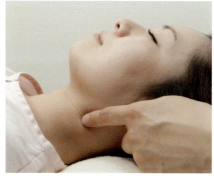

咽頭隆起の外上方側2寸で、人迎穴（ST9）の後側上方。

胸鎖乳突筋の中央に取る。

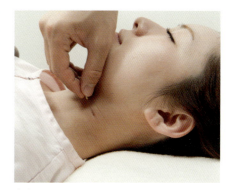

直刺し2〜3mm刺入後、後方へ3〜5mm刺入する。

手技の写真　下顎5点法

2．下顎5点法

　上廉泉と天容（SI17）の間を3分割し、天容のロイヤルリアクティブポイント®以外に等間隔に5点、下顎骨内縁に向けて3mm程度刺入する。

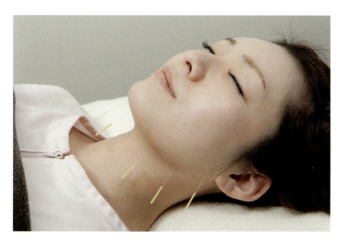

顔　The Face　**135**

上田式筋バランスリリーステクニックチャート

←→↑↓は、鍼を進める方向
※印はロイアルリアクティブポイント

1. ほうれい線
   瀉法：地倉(ST4)
   補法：巨髎(ST3)
   追加穴：顴髎(SI18)
2. 口角下端のたるみ
   瀉法：地倉(ST4)、下地倉(LowerST4)、←夾承漿→
   補法：巨髎(ST3)
3. 笑いじわ
   瀉：地倉(ST4)、下地倉(LowerST4)
   補：巨髎(ST3)
4. こけた頬
   瀉法：地倉(ST4)
   補法：顴髎(SI18)または顴髎(SI18)↗※
5. オトガイのしわ
   瀉法：承漿(CV24)、夾承漿
   補法：巨髎(SI3)、禾髎(LI19)
6. ほうれい線上端のしわ
   瀉法：迎香(LI20)、地倉(ST4)
   迎香(LI20)→↑※
7. 上唇のしわ
   瀉法：禾髎(LI19)
   補法：迎香(LI20)、地倉(ST4)
8. 眼瞼下部から伸びるしわ
   瀉法：しわの中心部直刺(上唇挙筋)、迎香(LI20)
9. 下眼瞼のたるみ・しわ
   瀉法：攢竹(BL2)、上上明↑※
   追加穴：球后(瀉)、四白(ST2/瀉)
10. カラスの足跡
    瀉法：攢竹(BL2)、絲竹空(TE23)、
    補法：魚腰
    追加穴：瞳子髎(GB1/瀉)　球后(瀉)
    巨髎(ST3)または顴髎(SI18/瀉)
11. 眼瞼下垂
    瀉法：攢竹(BL2)、上上明↑※
12. 眉間・鼻根のしわ
    瀉法：印堂　攢竹(BL2)　上鼻通↓
    追加穴：山根
13. 前額のしわ、たるみ
    瀉法：陽白(GB14)、魚腰、天柱(BL10)、風池(GB20)
    追加穴：眉衝(BL3)または五処(BL5)
14. フェイスラインのたるみ(エラ)
    瀉法：頷厭(GB4)
    追加穴：頬車(ST6)→↑※、率谷(GB8)直刺
15. 首のたるみ　二重アゴ
    ロイアルリアクティブポイント：天容(SI17)※
16. 首のしわ、タルミ
    ロイアルリアクティブポイント：強音※
    下顎5点法

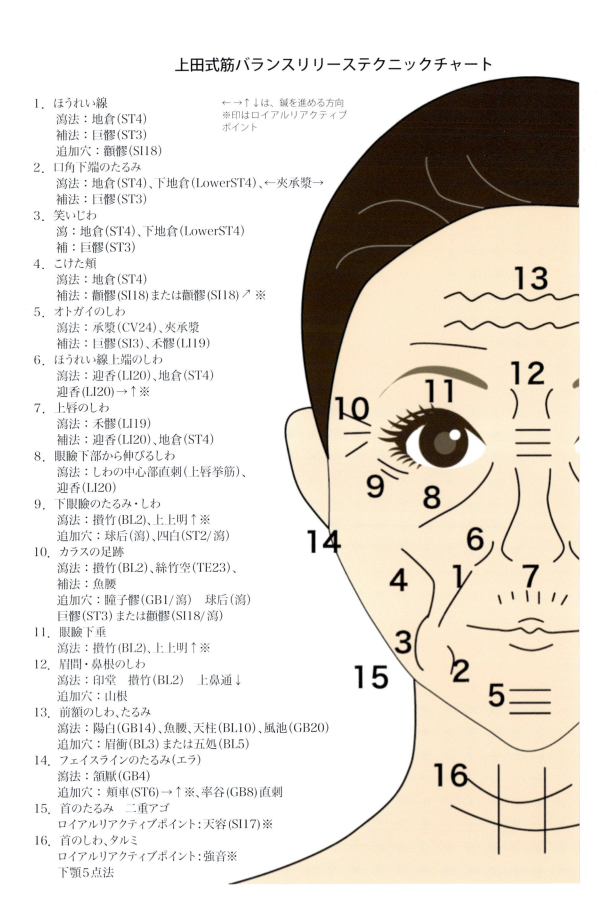

美容鍼灸に用いる特殊手技
～安全管理、除痛手技について～

上田式無痛押手

❖ 押手に気をつける

切皮時に皮膚が伸展されていないと、表皮を1回で貫けず痛みを伴う。伸展されていると切皮痛をある程度抑えられる。

特に顔に対して押手を作るときには、まず押手を作り、顔への押圧負担を減らす目的もあり垂直圧ではなく、水平圧で皮膚を伸展させる。次に鍼管を立てる際に、押手は鍼管をつかむために皮膚をはなすことはせずに、押手はそのままの形を維持して、鍼管をねじ込むように入れる。そして2～3回で弾入・切皮する。当然だが弾入・切皮する指は鍼管には触れず、鍼管は叩かず鍼のみを刺入する。

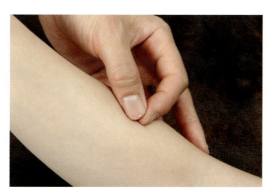

押手を作る。

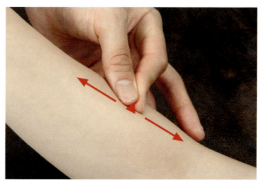

垂直圧ではなく、水平圧で左右にクライアントの皮膚を伸展させる。クライアントの皮膚を底辺とし、示指と母指で三角形を作る。

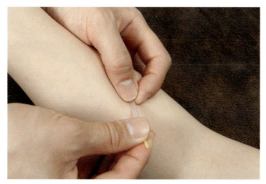

押手はクライアントの皮膚を伸展させたまま、押手で作った三角形の中に鍼管を入れ込む。

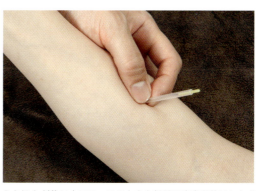

入れ込んだ後に立てる。このときも押手は皮膚を伸展したままにする。この状態で弾入切皮する。

しわに対するアプローチ

❖ はじめに

皮膚を軽く伸展してもしわが残る場合、表情しわによる癖、加齢や光老化により真皮層の膠原繊維の束が不均一になっている大じわが形成されている。よってしわが形成されている真皮層に対し、皮内鍼や毫鍼を使い、マイクロトラウマにより細胞修復機転を賦活化させる治療を行う。また深いしわの原因には、筋肉の拘縮なども関与するため、しわの形成に関与している筋肉に対する治療も筋バランステクニックを用いて同時に行う。

しわの分類（1）

| 目の下に細かく横に数本はいるもの | 目尻や額など表情筋の方向と垂直の細かいひだ | 目や口の周り、顔の輪郭などの大きなひだ |

しわの分類（2）

 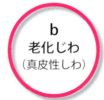

出典：安田利顕．漆畑修『美容のヒフ科学』改訂9版,南山堂(2010), p81「しわの分類」より引用

しわの発生機序

a. 皮膚の乾燥

b. 真皮の細胞間基質の減少と組織変化

c. 膠原線維や弾力線維の減少または変性

d. 弾力線維の屈曲変形による配列の乱れ

e. 膠原線維への弾力線維物質の斑状ないし帯状の沈着

f. 皮下組織の萎縮、下垂

g. 表情筋の収縮、弛緩

出典：安田利顕．漆畑修『美容のヒフ科学』改訂9版, 南山堂(2010), p82「しわの発生機序」より引用

毫鍼しわ取りテクニック

毫鍼によるしわ取りテクニックを下記に示す。

毫鍼を水平刺にて、しわの直下にしわに沿って刺入し、マイクロトラウマを作る。

しわが長い場合はしわ両端から内方へ水平刺を行う。

❖ 毫鍼しわ取りテクニック

ほうれい線の下に毫鍼が入るように水平刺を行う。

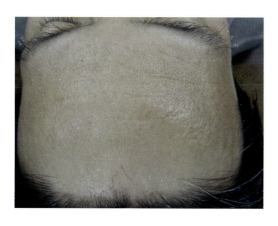

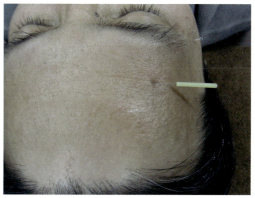

顔　The Face　　*139*

上田式皮内鍼しわ取りテクニック
―前額部・下眼瞼部から伸びるしわ・目元のしわ・マリオネットライン―

毫鍼の場合は刺激が強いため、皮内鍼を用いる。

筆者は鍼の刺激になれていてかつ大じわを持つ人には毫鍼を使うこともあるが、通常は皮内鍼を用いることが多い。

皮内鍼は鉛筆のようにもち、ピンセットと鍼は平行になるように把持する方が扱いやすい。

皮内鍼の持ち方

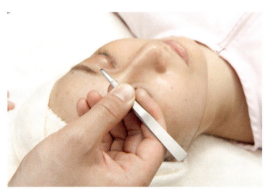

❖ 皮内鍼を刺入するときの皮膚の伸展方法

上田式無痛押手の項で述べたが皮膚は伸展されていると切皮痛がある程度抑えられる。よって押手側の示指と母指、ピンセットを持つ側の薬指の3点で皮膚を伸展させて刺入する。

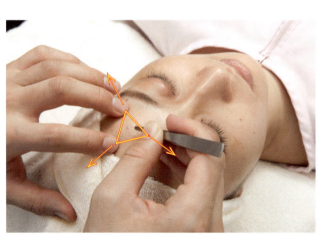

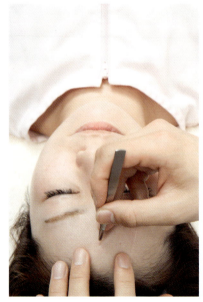

❖ しわの深度、部位による手技の選択

基本手技と適応部位

皮内鍼バランス法：ソフトに伸ばして改善する方向に2本、対側に1本の比率で刺入する。

適応部位：前額部、眉間など上顔面部

手技の実際

上方に引っ張って改善する場合
しわの1mm程度手前から皮下を通して
上方に2本刺入し、間に1本対側より刺入する

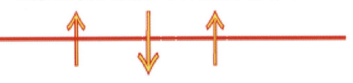

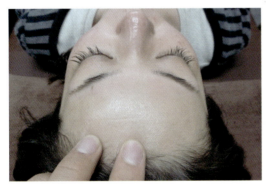

上方に引いて伸ばす。

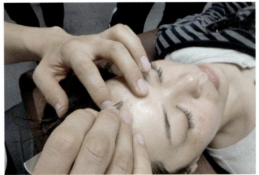

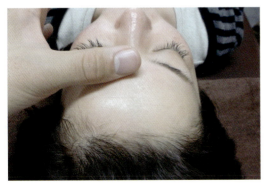

下方に引いて伸ばす。

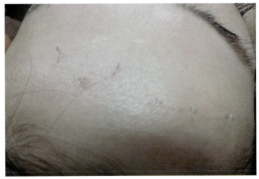

比べてより消える方向にしわの手前から2本刺入し間に対側に1本入れる。5～7mm間隔になるように、3～6mm刺入する。

直刺：しわの上から2～3mm程度直刺する。

適応部位：内出血を伴いやすい目尻、目の下など中顔面部のしわ

顔 The Face

手技の実際（眼瞼下部から伸びるしわ）

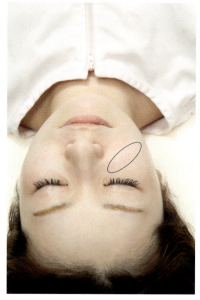
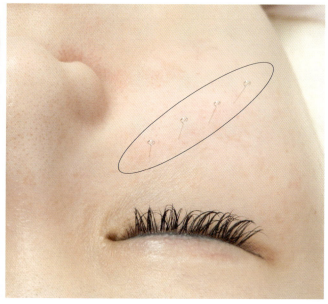

手技の実際（カラスの足跡）

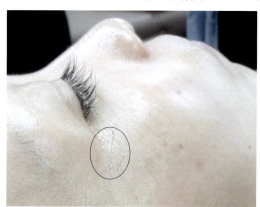
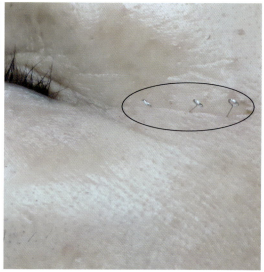

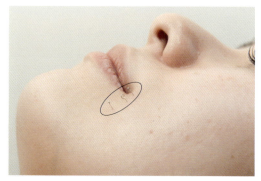

水平刺：皮内鍼を水平に刺入する。
適応部位：マリオネットライン、笑いじわなど下顔面部のしわ

手技の実際（マリオネットライン）

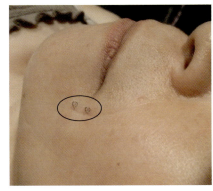
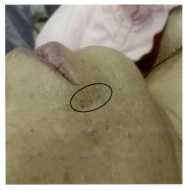

上田式アクネ鍼（ニキビへの皮内鍼）

　ニキビは角質が硬くなっている部位は切皮痛を伴うので、炎症により赤くなっている部位の1mm程度外側より斜刺で刺入し、鍼尖がニキビの皮下に届くように水平刺する。小さいニキビの場合は1か所。大きい場合は2～3か所囲むようにして刺入する。

ニキビ

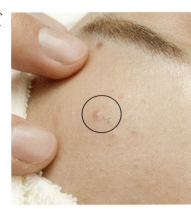
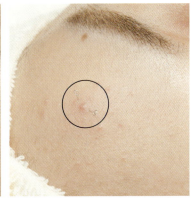

手技の実際
（ニキビ事例）

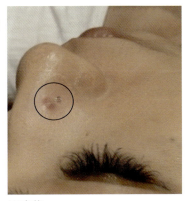
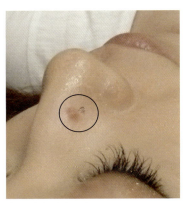

切皮後　　　　　　　　　　水平刺で刺入する

顔　The Face

アキュレッチ®（簡易版）

アキュレッチ®の目的

　美容鍼灸は侵襲をできる限り抑えても、やはり若干の切皮痛を感じることは避けられない。また鍼刺激の時にクライアントが若干緊張している場合がある。抜鍼して、それで施術終了で鍼の効果は期待できるものだが、最後にさらにリラックスと、リフトアップ効果のある手技を加え、心地よく施術を終えることで、施術効果以外に満足度も上がる。よって上田式美容鍼灸®の施術の最後のステップとして手技療法を入れる事を推奨している。

　なお、鍼灸師が免許上マッサージを行えないのではないかという議論があるが、アキュレッチ®は筋膜リリースにより筋肉をストレッチさせる手技であるので、マッサージではないためこの点はなんら問題がない。

アキュレッチ®とは

　美容鍼灸の施術後、維持感をつけていくために、自宅で簡単にケアできる方法がないものか模索していた。クライアントは、マッサージに5分、10分かかってしまうと、面倒なため、なかなか続かない。したがって、30秒〜1分程度でできる方法はないか。もちろん、自宅では鍼は使えないため、マッサージ法で綺麗になれる方法をと考えていたのが始まりであり、開発のきっかけとなった。

　表皮から少し軽い圧をかけ牽引すると、筋膜がゆるみ、筋肉の動きがスムースになり出力が上がる筋膜リリースでの治療中、この治療法を顔に応用したら、リフトアップするのではないかと思いついた。このテクニックを美容鍼灸で用いる顔の経穴に応用したところ、実際に引き上がった。その後、検証を重ねて自分で出来る美容鍼のツボを使ったセルフ小顔マッサージとしてまとめたものが経絡小顔ストレッチ、アキュレッチ®である。詳しくは『小顔になる！「顔ツボ」1分マッサージ』（王様文庫）、『美容鍼灸師が教える　5歳若返る「顔ツボ」1分マッサージ』（ぶんか社）を読んでいただきたい。

　アキュレッチ®は小顔、リフトアップ、美肌効果を出す30分〜60

分程度の手技療法であるが、美容鍼灸の施術の後に行えるように10〜15分程度の手技にコンパクトにまとめた。より深く学びたい場合は、一般財団法人　日本美容鍼灸マッサージ協会主催の講座で学ぶことができる。

経絡顔筋ストレッチ　アキュレッチ®の手技の構成要素

1. 顔の経穴
2. マッサージ
3. 筋膜リリーステクニック

❖ 名前の由来

ツボを使うため「経絡」という言葉を用い、さらに顔の筋肉を使うので「顔筋」、そして、筋膜リリース法で筋膜のストレッチを行うが、筋膜リリースは一般の方は聞き慣れないため、筋肉を伸ばしてやわらかくしていく「ストレッチ」という名称を用い、「経絡顔筋ストレッチ」、「経絡小顔ストレッチ」と名づけた。アキュレッチ®はアキュポイント(経穴)＋ストレッチからきた造語である。

❖ 特徴

ツボ2点を結び、内下方、つまり、体の中心、顔の中心部から下にある方で筋肉を固定して、外上方、外側にある方で筋肉を引き上げていく。筋膜リリースは本来長い時間ソフトな皮膚の牽引を行うが、アキュレッチ®では、経穴をとらえたらそこから5mm〜1cm引き上げ、6秒間固定する。これを各部位6回行う。弱化した筋肉の出力を上げ、顔の筋肉に柔軟性、伸張性をつけてリフトアップがされてくる。

本書では便宜上、経穴をとらえて、スポンジが5mm凹むか凹まない程度の圧をかけたまま、2点の経穴のうち、上方もしくは外方にある経穴を5mm〜1cm引き上げることを「アキュレッチをかける」「アキュレッチをする」と表現した。

手技解説の前に
　美容鍼灸やアキュレッチ®の施術前にタオルターバンを作り、髪が化粧水や滑剤で汚れないようにするためタオルターバンテクニックを紹介する。アキュレッチ®手技解説後、施術後のオイルの拭き取り方としてタオルテクニックを、また美容鍼灸で用いる翡翠ローラーテクニックを示した。

顔　The Face

タオルテクニック ―ターバン―

　スクワランオイルでマッサージをするため、髪などがオイルで汚れないようにタオルターバンを作る。

1. 右手のタオルを1cm折り、巻く

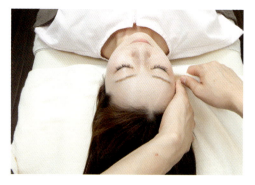

2. 対側も同様に行う

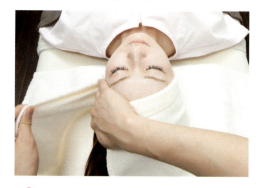

3. 巻き上げる

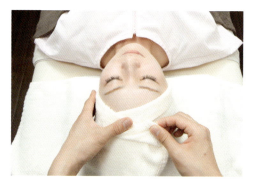

4. 折り目に入れ込む

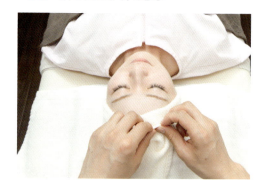

5. タオルの折り返し点が解けないように固定したまま後方へ引き上げる

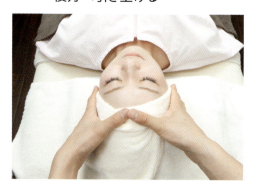

6. 引き上げた時に耳が折れていないかチェックし指腹で直して完成

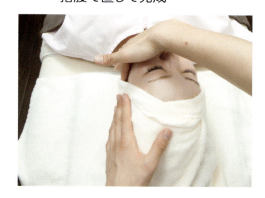

経絡小顔ストレッチ　アキュレッチ®施術手順

ステップ1　オイル塗布

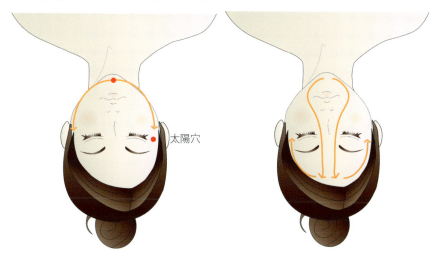

顔全体にスクワランオイルを塗布する。1）～3）までの手技を2～3回程度行う。

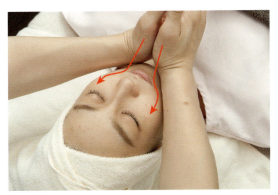

手を合わせて、顎先から塗布する。

❖ 1-1）頬への塗布

オイルを顔全体に塗布する。
手を合わせた状態で手根部をアゴ先にあて、両手掌で両頬にオイルを塗布する。
このときの圧は、触れる程度の圧で顔がゆがまないように行う。

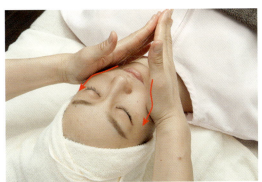

軽く触れる程度の圧で行う。

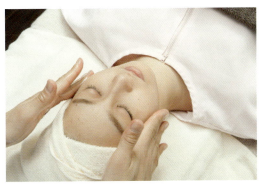

頬全体に塗布し、太陽穴を指圧。

顔　The Face

❖ 1-2）口周辺から鼻、眉間、前額へ塗布

　中指と薬指で、アゴ先から口元、鼻を通り前額へ、そしてこめかみにあるツボ、太陽穴を軽く押す。

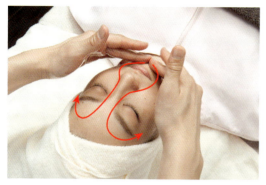
中指と薬指で顎先を触れる。

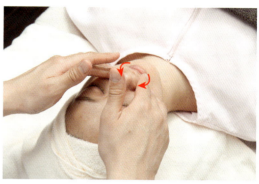
鼻翼、鼻根を塗布する。

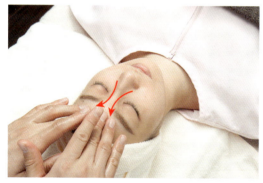
鼻根、眉間を通り前額へ。

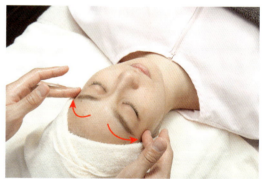
前額から太陽穴に行き指圧。

❖ 1-3）鼻、前額全体へ塗布

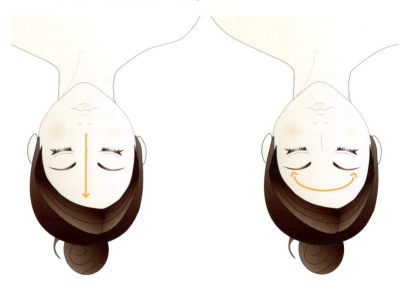

右手の手根部(母指球と小指球の間)に鼻先を当て、鼻全体にオイルを塗布する。このときに、手根部から手掌、中指という順番で鼻にオイルを塗る。鼻先から中指が離れる前に、左手の手根部から同様にオイルを塗布する。このとき、右手と左手を交互に連続し行い、とぎれないようにする。

　次に左手掌全体で、右から左へ前額部に、右手掌全体で左から右へ前額部にと連続性を持ってオイルを塗布し、最後に両太陽穴を中指と薬指で軽く押す。

※右手の手根部(母指球と小指球の間)から中指に向けて鼻全体にオイルを塗布する。

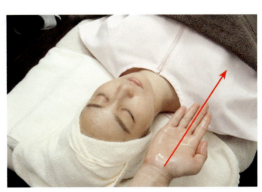

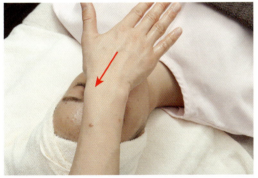

鼻尖に右手根部を当て、眉間までオイルを塗布。中指が鼻にあたるようにする。

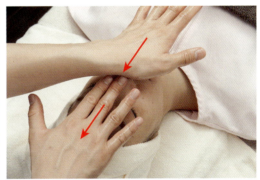

右中指が鼻尖を通るときに、左手根部も鼻尖より塗布する。これを3セット行う。

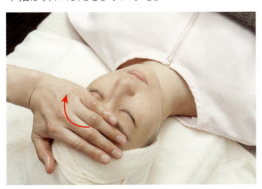

手を返し前額部を左手で左方向へ塗布。

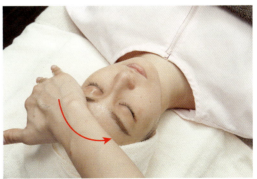

右手で左から右へ塗布。

顔　The Face　149

❖ 1-4）頬へ塗布

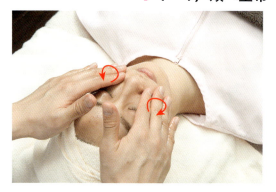

両四指を頬にあて、外回しで円を描くように頬にオイルを塗布する。

❖ 1-5）リンパドレナージュ

※男性施術者の場合、デコルテのマッサージはセクシャリティ問題が起こるリスクがあるため、割愛した。男性が行う場合は、上腕骨大胸筋付着部や鎖骨程度に留める。

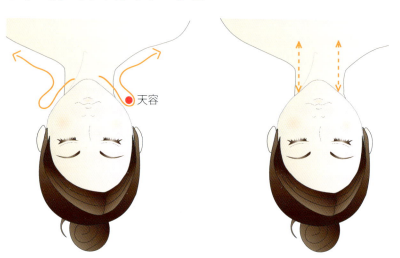

1-4）の手順から四指を顔に触れたまま、顎下腺のあたり、胸鎖乳突筋の前上方、天容まで滑らせる。

主に、中指、薬指を使い、天容に軽く圧を加えたまま内側に回しながら二指揉捏を行う。6回揉捏を行ったら、四指を首の後ろ全体に入れ、肩甲間部まで手を滑らせるようにオイルマッサージしていく。首の後面のマッサージを6回行う。

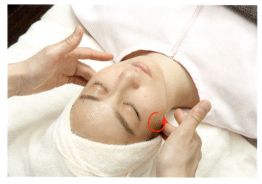
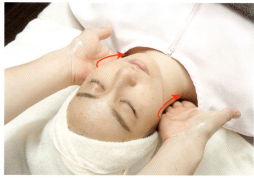

ステップ2　リンパマッサージ　1

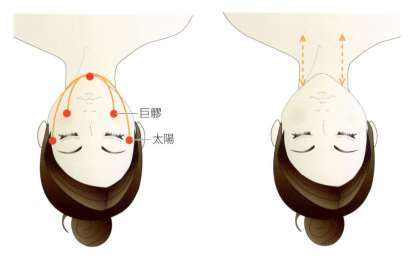

　アキュレッチ手技を加える前にリンパドレナージュ目的のマッサージを行う。

　顎先、承漿の下方に中指、薬指を添えて右手の中指と薬指で触れる程度の圧で巨髎まで引き上げる。圧を完全に抜いて触れながら元位置に戻す。

　次に右手掌でフェイスラインを包むように引き上げ、太陽穴に至ったところで中指、薬指で軽く圧を加える。完全に圧を抜いて触れながら元の位置に戻る。左手も同様に行う。これを右→左を1セットとし6回行う。

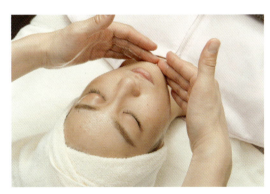

中指、薬指を顎先に置く。

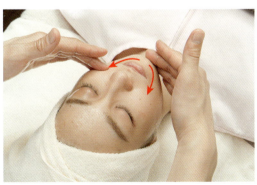

中指と薬指で巨髎を引き上げる。

顔　The Face　　**151**

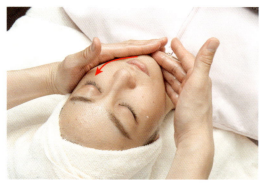

手掌全体でフェイスライン、ほほを引き上げる。

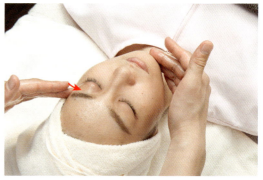

引き上げたら、中指と薬指で太陽穴を指圧する。

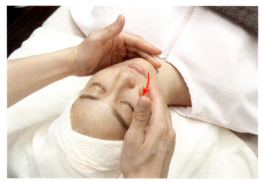

右側も同様に行う。

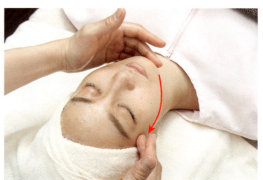

左から右へのマッサージを1セット。
これを6回行う。

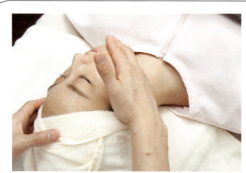
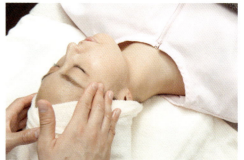

補足：四指、手掌全体でフェイスラインを全体に触れながら引き上げる。

ステップ３　リンパマッサージ　２

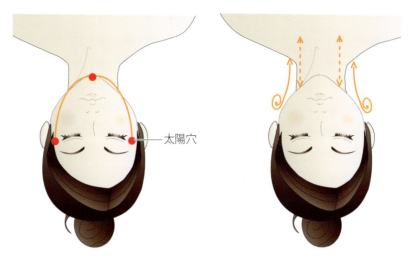

太陽穴

　中指と薬指を顎先に添え、両手掌と四指全体を使って、フェイスラインを包むように引き上げ（顔がゆがまない程度の非常に軽い圧で行う）、太陽穴に至ったところで中指、薬指で軽く圧を加える。完全に手の圧を抜き、顔に触れながら元の位置に戻る。これを６回行う。

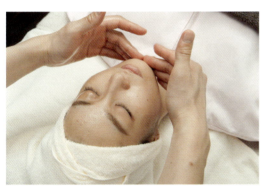

両手の中指、薬指を顎先に添える。

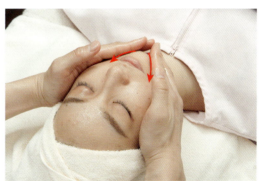

両手の手掌、四指を使って頬を引き上げる。

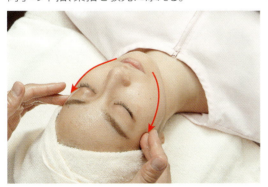

太陽穴まで引き上げたら、中指と薬指で指圧。

顔　The Face

ステップ4　リンパドレナージュ

「ステップ1-5）リンパドレナージュ」の手順と同様に行う。

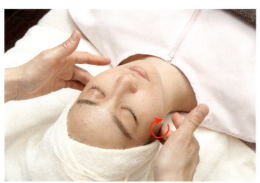
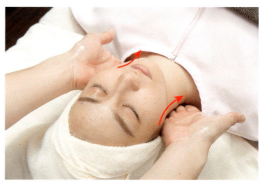

ステップ5　アキュレッチ®1

❖ フェイスラインのアキュレッチ®

中指と親指を使い、二指軽擦法とアキュレッチを行う。

はじめ両手で夾承漿を押さえ、右手のみ大迎へ触れる程度の圧で流し、大迎をとらえたらアキュレッチをかける（圧をあまりかけずに皮膚だけ引き上げるようにする）。

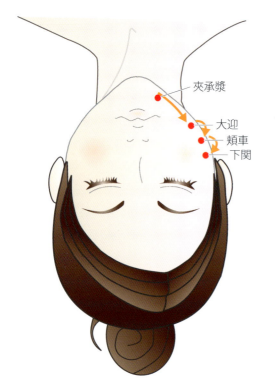

次に右手を頬車に、左手を大迎に肌を滑らせて移動し、大迎にアキュレッチをかける。

最後に右手を下関に、左手を頬車に移動させ、下関をアキュレッチ。

これを1セットとして6回行った後に対側も同様に行う。

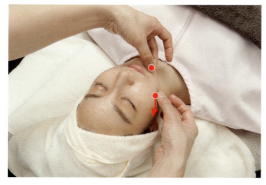

夾承漿から大迎へ。大迎にきたら左手で夾承漿を押さえたまま、右手で大迎をアキュレッチ。

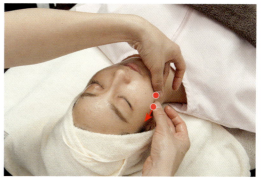

大迎から頬車へ流し、左手で大迎を押さえたまま、右手で頬車をアキュレッチ。

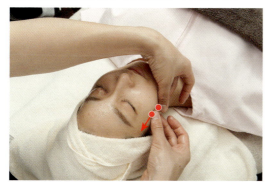

頬車から下関へ流し、左手で頬車を押さえたまま、右手で下関をアキュレッチ。
これを1セット、6回行い対側も同様に行う。

✤ **補足：中指と母指を使い、二指軽擦法を行う**

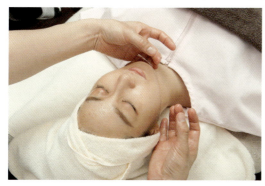
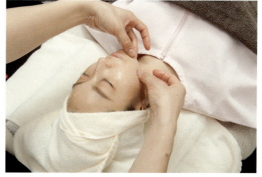

中指と母指で下顎骨縁をつまむように触れる。

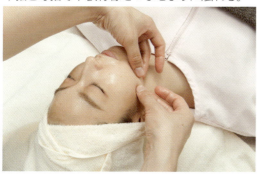
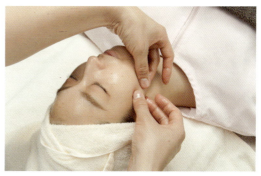

顔　The Face

ステップ6　アキュレッチ®2

❖ 口角をひき上げるアキュレッチ®

左手の中指で地倉を押さえ、右の中指で巨髎にアキュレッチをかける（6秒引き上げる）。

同様に地倉を押さえたまま、右手で顴髎にアキュレッチをかける（6秒引き上げる）。

その後、頬を両中指で軽擦する。これを1セットとし、6セット行う。対側も行う。

※親指や人差し指で行いがちだが、中指で行うことを徹底する。これは、施術の美しさを考慮する意味がある。

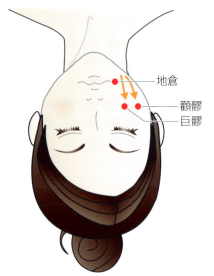

地倉から巨髎、顴髎をアキュレッチ

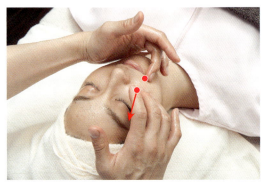

左手で地倉を押さえたまま、右手で巨髎をアキュレッチ。

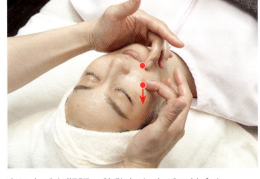

次に右手を顴髎へ移動させ、左手で地倉を押さえたまま、右手で顴髎をアキュレッチ。

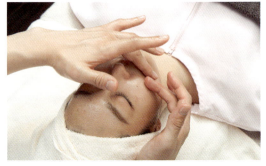

頬を両手の中指で軽擦する。ここまでを1セット。6回行い、対側も同様に行う。

ステップ7　アキュレッチ®3

✚ ほうれい線、側頭部のアキュレッチ®

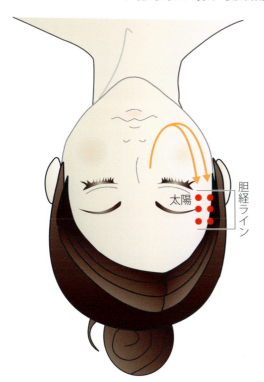

ほうれい線を引き上げながら、主に側頭筋をアキュレッチしていく。

左手の親指と四指で「L字」を作り、右鼻翼からほうれい線、頬を手掌全体で引き上げていき、太陽穴を中指で軽く指圧する。このとき、左手を追うように、右手の中指を太陽穴の下方1cmに添える。

次に右手中指を添えたまま、左手中指で太陽穴にアキュレッチをかける。1cm上方に移動し、アキュレッチをかける。さらに1cm上方も行い、太陽穴から計3点アキュレッチをかけ、側頭部を引き上げる。

次に太陽穴の外側にある胆経のライン（懸顱、懸釐、頷厭）も同様に行う。

太陽穴のラインを1回行い、胆経のラインを1回　これを1セットとし、3セット行った後、対側も同様に行う。

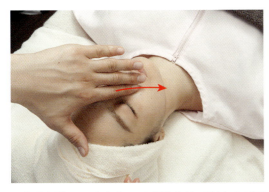

示指と母指でL字を作って手掌全体で引き上げる。

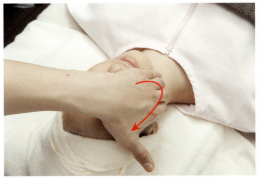

顔　The Face

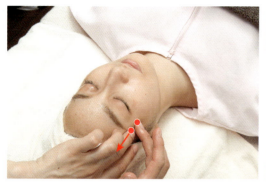
頬を引き上げたら、左手の中指を太陽穴に添え、1cm下に右手の中指を添える。

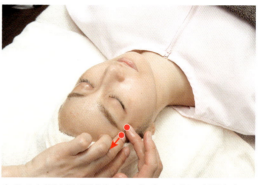
右手の中指は軽く添えたまま、左手の中指で太陽穴を引き上げる。1cmずつ、上方へ移動しながら3点行う。

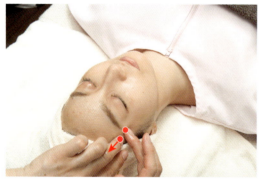
同様に太陽穴の1cm上方をアキュレッチ。

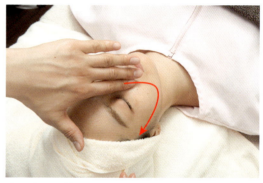
太陽穴から外側にある胆経のラインも同様に3点（懸釐穴、懸顱穴、頷厭穴）アキュレッチを行う。

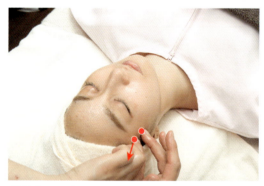
懸釐穴のアキュレッチ

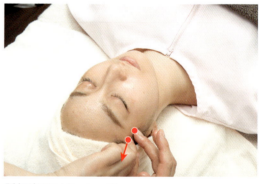
懸顱穴のアキュレッチ

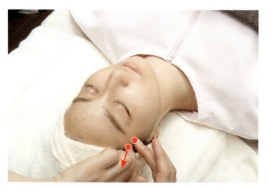
頷厭穴のアキュレッチ

ステップ8　リンパドレナージュ

「ステップ1-5）リンパドレナージュ」の手順と同様に行う。

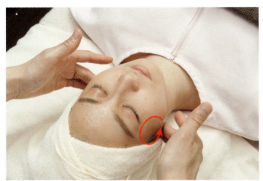 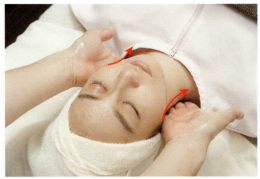

ステップ9　リンパマッサージ　鼻・前額部

　鼻から前額をマッサージする。

　「ステップ1-3）鼻、前額全体へ塗布」の手順と同様に行う。

　右手の手根部、母指球と小指球の間に鼻先を当て、鼻尖から鼻根にかけてマッサージする。このときに、手根部から手掌、中指が鼻尖から鼻根に通るようにする。鼻尖から中指が離れる前に、左手の手根部から同様にマッサージする。

　これを6回行う。

　その後、左手掌全体で、右から左へ前額部を、右手掌全体で前額部をマッサージする。最後に両太陽穴を中指と薬指で軽く押す。

　これを6回行う。

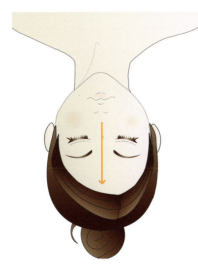 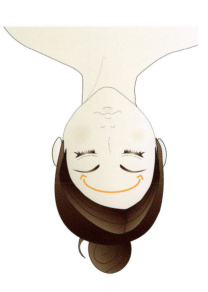

鼻尖から神庭まで

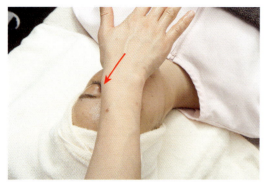

鼻尖に右手根部を当て、眉間まで中指が鼻にあたるようにマッサージ。

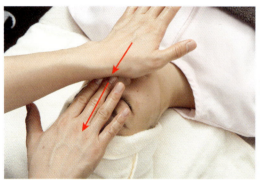

右中指が鼻尖を通るときに、左手根部も鼻尖より塗布する。これを3セット行う。

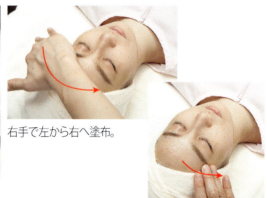

右手で左から右へ塗布。

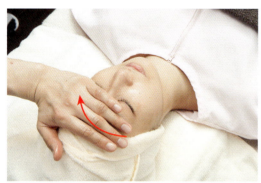

手を返し前額部を左手で左方向へマッサージ。

右手で左から右へマッサージ。

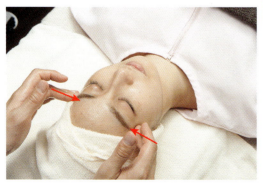

両中指、薬指で太陽穴を軽く指圧。

ステップ10　リンパマッサージ　目周り

攅竹から始まって、中指と薬指2本で左右同時に目の周りをマッサージする。

次に、指4本で眼球を覆い、その後、示指と中指を広げ、示指は眉毛を、中指は下眼瞼部を軽擦し、示指と中指で太陽穴を指圧する。

その後、天容にまで軽擦し、そのあと、耳の後ろから首、肩に流す。

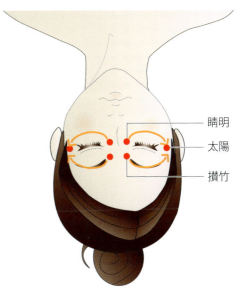

睛明
太陽
攅竹

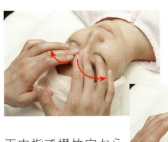

両中指で攅竹穴から眉毛部を通り、太陽穴へマッサージ。

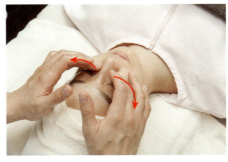

太陽穴から下眼瞼部を通り睛明穴へマッサージ。逆方向にマッサージし、攅竹穴に戻る。これを6回行う。

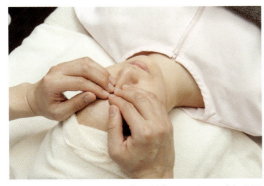

四指で眼球を覆った後、示指と薬指で眉毛、眼瞼部を通り、太陽穴まで流す。

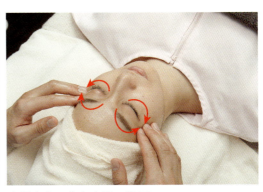

太陽穴を示指と中指で指圧。

顔　The Face

ステップ11　リンパドレナージュ

「ステップ1-5）リンパドレナージュ」の手順と同様に行う。

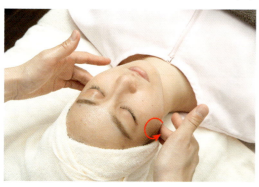 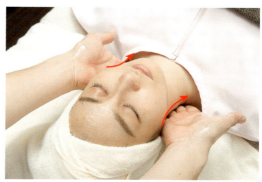

ステップ12　アキュレッチ™　頭部・頭皮の引き上げ

　頭皮を膀胱経、督脉上、3点ずつマッサージする。このときもアキュレッチを心がけて、頭皮に母指揉捏後に軽くアキュレッチをかける。

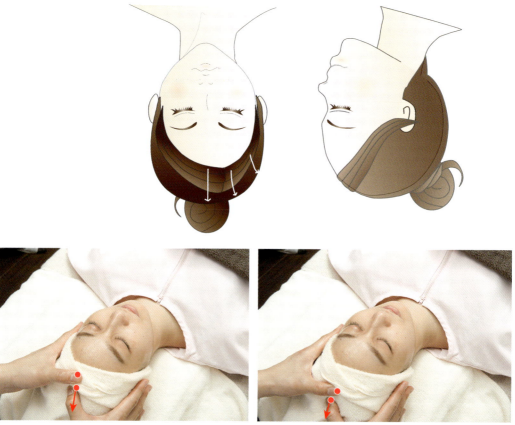

左手の母指と右手の母指を1～2cmほどの間隔にあけ、母指揉捏をする。
3回揉捏した後、右手の母指でアキュレッチをかける。3点行う。

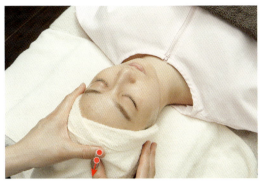 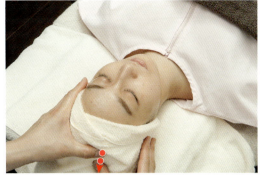

右と左の膀胱経に沿って、同様に3点行う。

ステップ13 リンパドレナージュ　頸部

「ステップ1-5）リンパドレナージュ」の手順と同様に行った後に、肩甲間部、肩背部を指圧する。

天容を手前方向に回旋揉捏、首から肩へ3回流す。これを1セットとする。この1セットを6回行う。

肩甲間部や肩井の周囲を押圧する。

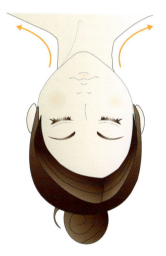

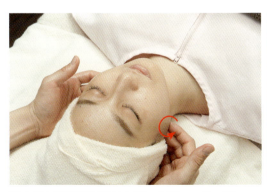 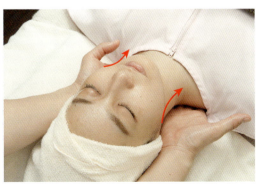

両中指と薬指で天容を内側へ6回マッサージ。　　後頸部から肩甲間部まで流す。

顔　The Face

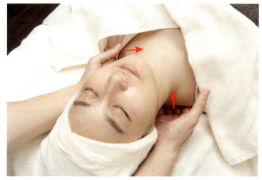
肩甲間部を3点指圧する。

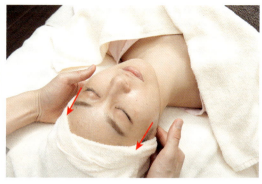
両中指で風池穴を、薬指で天柱穴を指圧し、軽く上方へ牽引する。

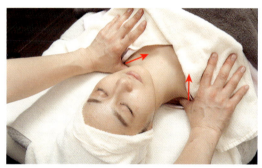
両母指で肩井周囲を3点指圧する。

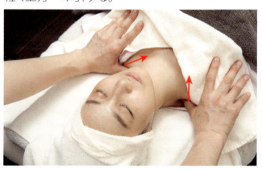

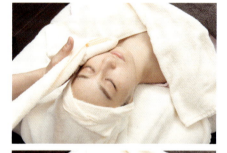

❖ **拭き取り(タオルテクニック拭き取りを参照)**
　スクワランオイルを拭き取る。ごしごし拭き取るのではなく、タオルを添える程度にし、摩擦させないようにする(摩擦により肌を傷めるため)。

❖ **翡翠ローラー**
　(翡翠ローラーテクニックを参照)
　翡翠ローラーで、アゴからフェイスラインに沿ってローリングする。顔の熱を取り、ほてりを予防する。

❖ **化粧水**
　臥位の状態で、スプレータイプの化粧水を顔から20cmほど離れた位置から天井に向けて、プッシュし、化粧水のミストが顔に自然に落ちてくるよう噴霧。両手で顔に触れ、浸透させる。

タオルテクニック ―拭き取り―

1. 自分の前腕内側でタオルの温度が熱すぎないか確認した後、クライアントの額に当て、熱くないか確認する。

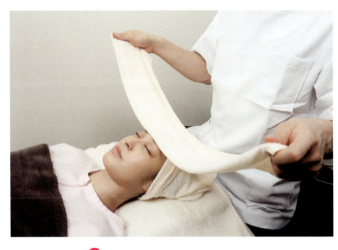

2. 口元に当てる

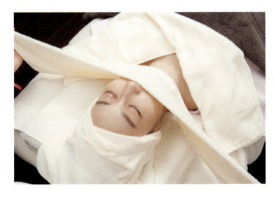

3. 反転させ、顔を覆う

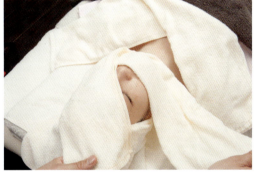

4. 顔全体をタオルで覆う。

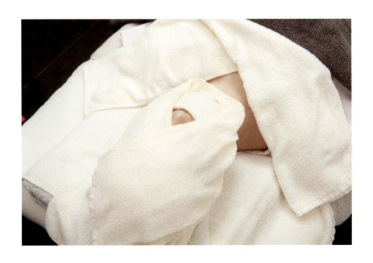

顔　The Face

5. タオルの上から軽く押圧し、包み込むように顔に軽く密着させる。

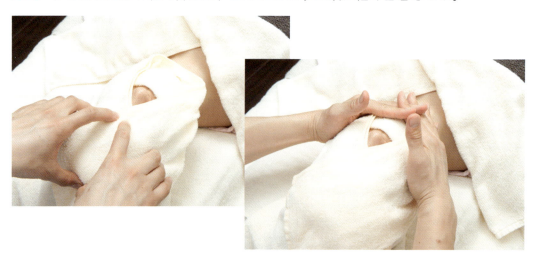

次に顔に密着させたタオルから拭き取りタオルを作る

6. 両端を10cmほど残し右のように広げる。

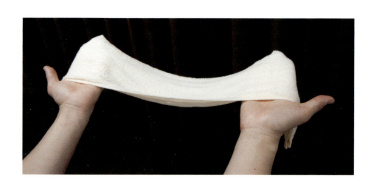

7. 片方の手を手前に持ってくる。

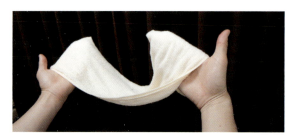

8. 手をひねり、左のタオルの下をくぐる。

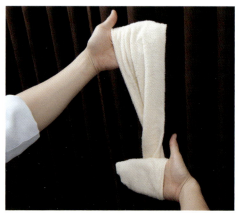

9. 左手でタオルを引き、右手を絞る。

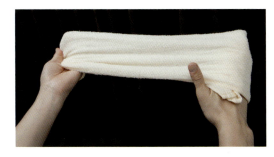

10. 手のひらに拭き取り面ができた。

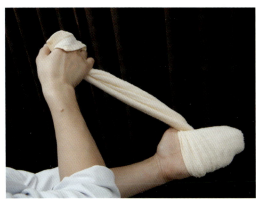

11. 肌に当てソフトに拭き取る。

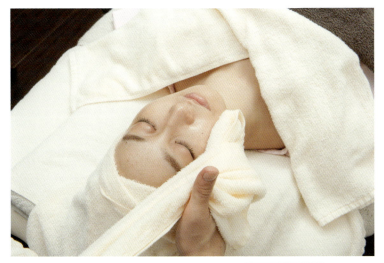

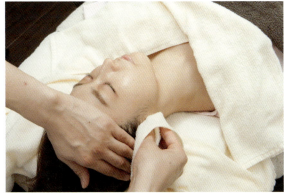

耳も拭き取る。

顔　The Face

翡翠ローラーテクニック

1. 翡翠ローラーは
えんぴつのように
持つと使いやすい。

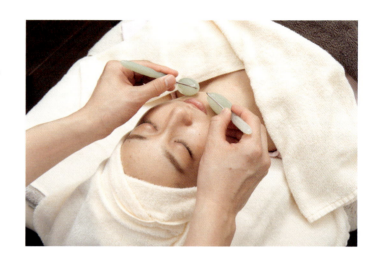

2. 頬に「3」の文字を
書くように、
圧をかけずに
ゆっくりと丁寧に
ローラーを
かけていく。

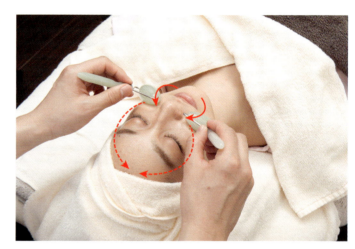

3. 前額部にきたら
もう一度、
顎先から行う。
これを3回行う。

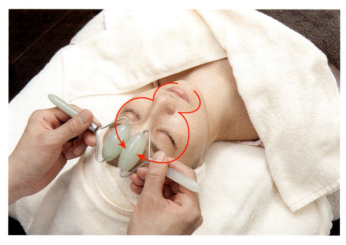

4. 2本でフェイスラインの下から引き上げる。のぼせ、ほてりがある場合は、人迎のあたりに当て頸動脈を冷やすことでのぼせを改善できる。

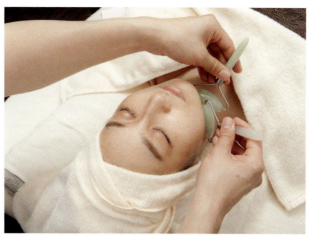

5. 2本で同側の頬をローリング。

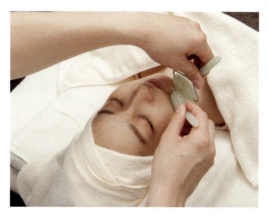

6. 前頸部のローリング

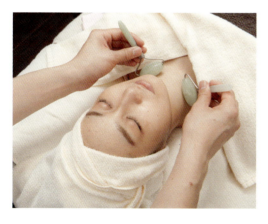

7. 頸部側面のローリング

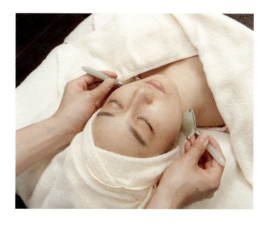

顔 The Face

パック準備方法

1. 漢方ローション循を吸収させたフェイスコットンを作る。

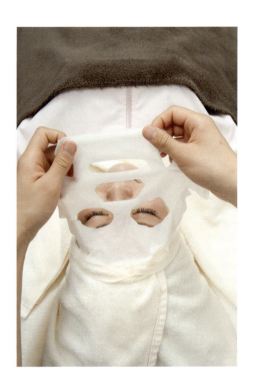

2. パックする。

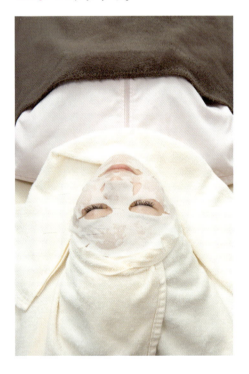

3. パックしたコットンの上から温めたゲルマスクで覆う。

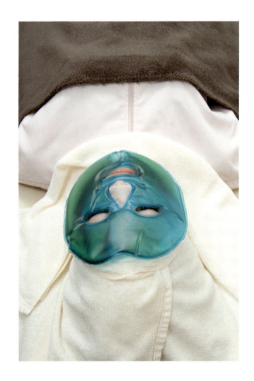

ホームケアのアキュレッチ®
〜『「顔ツボ」1分マッサージ』〜

　施術後に状態を維持するため、ホームケアとしてセルフマッサージを行ってもらう。複雑なマッサージを指導しても、クライアントが継続してくれなければ意味がないため簡単な方法を開発した。140ページのアキュレッチ®の原型となったもので、経穴、筋膜リリースとストレッチの良いところを合わせたものである。詳しい理論はアキュレッチ®の項を参照してほしい。指導頻度の高い、ほうれい線、フェイスライン、二重あご、目ヂカラ改善のマッサージ法をここに示す。

　その他のセルフケア方法は拙著、『美容鍼灸師が教える　5歳若返る　「顔ツボ」1分マッサージ』(王様文庫)もしくは『小顔になる！「顔ツボ」1分マッサージ』(ぶんか社)を参考にしていただきたい。

ほうれい線のホームケア

効果　ほうれい線改善、リフトアップ

❖ 指導解説ポイント

「地倉」（口唇の下がりに効くツボ）と「巨髎」（口もとのトラブルに効く）を刺激して、口角、頬を上げる筋肉（大・小頬骨筋）をストレッチすることで、老けた印象を与えるほうれい線を改善。

1. まず右頬から。
左の人差指で「地倉」、
右の人差し指で「巨髎」を押さえたら、
ニコッと笑顔で深呼吸し、
息をはきながら左指を押さえたまま、
右指を斜上に引き上げる。

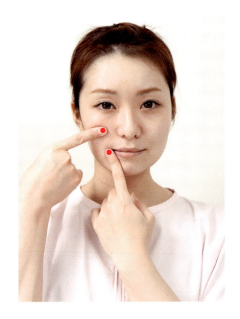

2. 次に、右の人差指で「顴髎」を押さえ、
1と同じように左指を押さえたまま、
右指を斜上に引き上げる。
1と2を3回ずつ。

3. 左の頬も同様に行う。

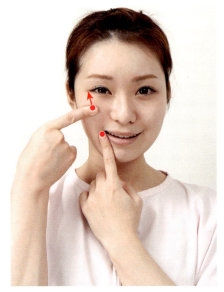

フェイスラインがぼんやり

効果　アゴまわりのたるみスッキリ

✚ 指導解説ポイント
「夾承漿」（頬のむくみに効くツボ）と、「大迎」（顔のむくみに効くツボ）を刺激し、さらに二重顎の原因となる筋肉（広頸筋）をストレッチして、フェイスラインをスッキリさせる。

1. 左の人差指で「夾承漿」を押さえ、右の親指と人差指でアゴをつまみながら、「大迎」まで流す。

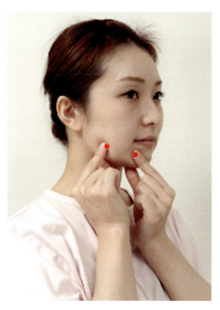

2. 右手の人差指で「大迎」を押さえ、ニコッと笑顔で深呼吸し、息をはきながら左指を押さえたまま、右指を引き上げる。
これを3回。

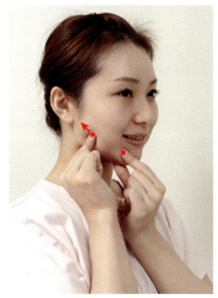

顔　The Face

エラのたるみ、二重アゴ

効果　エラのリフトアップ、アゴのたるみ改善

❖ 指導解説ポイント

「頬車」（エラのむくみ取り、アゴのたるみに効くツボ）と「下関」（目や口のゆがみに効くツボ）を刺激し、さらに頬のたるみの原因となる筋肉（咬筋などの咀嚼筋）をストレッチして、フェイスラインを改善。

1. まずは右側から。
左の人差指と親指でアゴ先をつまみ、
エラのほうまで指を流し、
「頬車」を押さえる。

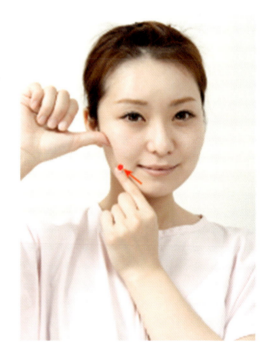

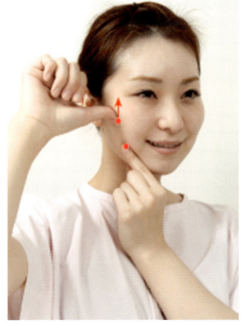

2. 次に、右手で「下関」を押し、
ニコッと笑顔で深呼吸し、
息をはきながら左指を押さえたまま、
右親指を斜上に引き上げる。
これを3回。

3. 左側も同様に行う。

目もとがスッキリしない

効果　目ヂカラアップ、目の疲れ改善

❖ 指導解説ポイント
「攢竹」「魚腰」「絲竹空」（目ヂカラ、視力アップのツボ）と「眼輪筋」、「皺眉筋」をストレッチすることで、目ヂカラをつけ、目の重さ、だるさを解消。

1. まずは右目から。左の人差指で「攢竹」、右の人差指で「魚腰」を押さえる。

2. ニコッと笑顔で深呼吸し、息をはきながら左指を押さえたまま、右指を斜上に引き上げる。これを3回。

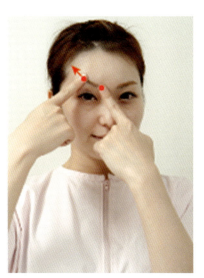

3. 次に、左の人差指で「魚腰」、右の人差指で「絲竹空」を押さえて、1と同じように左指を押さえたまま、右指を斜上に引き上げる。これを3回。

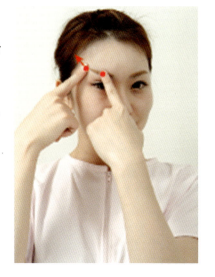

4. 左目も同じように行う。

顔　The Face　175

心

─────────────── The Soul

顔は心と体を映し出す鏡

❖ 私たちの顔は心と体の状態を反映する鏡である

　東洋医学の望診は日常会話で普通に使われている。たとえば、友人の顔をみて、「元気ないね、どうしたの？」「うかない顔して、何かあったの？」などと声をかけることがある。顔色や表情から相手が言葉を発していなくても、何かメッセージを感じ取っている。また人は社会の中で、その感情や考え方によって顔の皺、輪郭、そして骨までも形態を変えていくといわれる。

　私は、スピリチュアルが盛んなアメリカで受けた美容鍼灸セミナーで顔と心、体の関係を少し学んでいたが、当時は臨床に生かすほどの興味が沸かなかった。しかし、美容鍼灸で来院される患者さんの肌の悩みを長年みてくると、肌の悩みには鍼灸治療やライフスタイルの改善だけでは解決しない心の問題があり、心理状態が顔と密接に関係していることを実感することが多々あった。はじめは興味本位から治療に活用しはじめたのだが、クライアントが気付いていなかった肌と心の関係を認識した瞬間から表情や肌の悩みが改善していくことを経験した。その後、関連した書籍やヒーリング手法などから学び、経絡と心の関係、特に顔と体、顔と心の関係がよりみえてきた。

　肌は自分という世界と外界との境界線であり、自分の感情をとどめておく最後のフィルターである。例えば怒りのような、外に訴えたい、伝えたいという爆発寸前の感情のエネルギーとその感情を抑え込もうとする理性がぶつかり、エネルギーが強いと感情をとどめておく皮膚が壊れてくる。これが局所的に起きれば、ニキビのようなものになるし、広範囲であれば蕁麻疹やアトピー性皮膚炎の悪化となる。しかし、こうした皮膚症状の悪化の原因を、本人が「感情を抑えてストレスを感じているから」と認識していないことが多い。そこで治療家が質問（後述する五行ソウルコーチング®）することで、クライアント自身が心の問題と皮膚症状の関連を認識し、考え方やとらえ方を変えていくことで症状が改善することがある。心理学などでも自分の感情と身体症状の関連を認識してリラックスさせることで改善させる方法がある。哲学的に書いたが、後述する西洋医学的な視点でみても、ストレスが皮膚に及ぼす影響は大きく、美しい肌

を作る上で心の問題は無視できない。よって、顔の悩みを美容鍼灸で改善しようとするときに、その悩みの根本的な原因である体の調節と同時に、心の問題と顔の症状のつながりを本人が認識でき、心の変容を導くようなカウンセリングや鍼灸治療も必要である。

　この章では気づきの質問方法、五行ソウルコーチング®を紹介する。また、顔の望診により臓腑や心理状態を推測する方法も紹介する。黄帝内経などの古典と関連書籍、臨床経験から著者が体系づけたものであり、エビデンスや根拠は弱いところがあるかもしれないが、臨床上効果があるものなので、活用してもらえたらと思う。

　もちろん、こうした話題が苦手なクライアントもいるため、基本的に初診には使わない。メンタル面を導き出す治療はクライアントの心の深い問題に当たることもあるので、関係性をある程度築いた3〜5回目の治療に用いる。こうしたスピリチュアルな要素のある鍼灸治療法やカウンセリングがどうしても苦手な人はこの項を飛ばしていただいて構わない。ただ、おそらく私の本を手に取ってくださった方は、美容鍼灸を通じてクライアントと真剣に向かい合っていると、遅かれ早かれ臨床家として避けられない日が来るだろう。そのときに、もう一度この項を読み直して欲しい。クライアントの悩みを解決するヒントがあることに気付くだろう。

ストレスとスキントラブルの関係
―西洋医学的視点から―

　スキントラブルを東洋医学でみる前に、現在科学的に解明されていること、考えられていることを理解しておきたい。

　ストレスを受けると、視床下部から脳下垂体、副腎への伝達システムが働く。副腎皮質からコルチゾールが放出されると、免疫細胞の活動が抑制され、また血管の収縮により血流が低下し、肌は蒼白になる。このような状態が長く続くと皮膚のバリア機能が低下するといわれている。またアレルギー性の蕁麻疹は抗体が作られその反応により起こるが、ストレスは抗体を作らずに蕁麻疹となる。これは、副腎髄質からアドレナリンが放出され肥満細胞が反応して起こる。その他、心理的ストレスが高い状態では、皮膚のバリア機能が低下する、その回復が遅れる、水分保湿機能が低下するという報告もある*。外的なストレスだけではなく心理的ストレスによっ

て、神経、内分泌、免疫などの様々な要因からスキントラブルが引き起こされる。綺麗な肌を作る上で、心理的なストレス緩和をしていくことは重要となる。鍼灸による自律神経調整やホルモンバランス調整効果ばかりでなく、治療中のコミュニケーションやカウンセリングなどの心理的効果も重視すべきである。

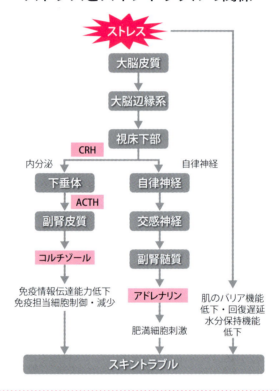

ストレスとスキントラブルの関係

陰陽五行ソウルコーチング®（五行ソウルコーチング®）
―問診するときの視点―

　陰陽五行の理論に基づいて、クライアントの心に気づきを与えるコーチングを行うことで心理状態や体の症状、顔の悩みを改善することを著者は「陰陽五行ソウルコーチング®（五行ソウルコーチング®）」と名付けた。

　治療中、心と臓腑の関係、心と顔の関係が深く関与していることを感じることが多々ある。顔・体・心は密接な関係がある。五志、五神、七情などはまさにそれを表し、黄帝内経に症状と心の持ち方、そ

＊戸田浄『美容と皮膚の新常識』，中央書院
　日本美容皮膚科学会『美容皮膚科学』改訂2版，南山堂(2009)

してそれがいかに顔に表れるのかなど記述が多々ある。美容鍼灸では、顔を体と心を表す鏡として治療していくが、このときの問診で大事な視点が「陰陽五行ソウルコーチング®」である。

『現代用語の基礎知識 2014年版』デジタル版（ロゴフェスタ株式会社）によると、コーチングとは「組織で働く人たちが必要とする知識やスキルを高めるための人材開発手法の一つ。コーチ役の人が対象者とマンツーマン（一対一）で対話を行い、その可能性や潜在能力を引き出す。コーチ役からさまざまな質問を受ける、意見を聴く、相談することなどを通じて、対象者は自分の抱えている悩みや課題を整理、1人では思い付かないような解決策やアイデアの発案など「気づき」をもたらす」とある。

つまり、こちらが指導するのではなく、質問により相手に気付きを与えて、相手の中にある答えを導き出して問題を解決していく手法である。この「コーチング」と対比されているのが「ティーチング」。文字通り、「教える」ことである。臨床場面で例えると、次のようになる。

「ニキビができているのは、甘い物の摂り過ぎですね。なるべく控えてください」

「冷たい飲み物ばかりを摂ったり、生活の乱れによって胃腸が弱っていますので、まずは温かいものを摂るように心がけてください」など、問診などから原因や対策を教えることなどは「ティーチング」である。普段、我々はこのように接することが多い。

一方、「コーチング」では、次のようになる。

「ニキビは食事や生活のリズムの乱れで起きることがあるのですが、何か思い当たることはありませんか？」

「ご自身でどのようなことでしたら生活改善ができそうですか？」などの問いかけによって、気づきを与え、相手に考えてもらい、そこから先どのようにするのかを考え行動に移すところまで導いていく、これが「コーチング」である。たいていの臨床場面では、ティーチングによりアドバイスしていくことが多い。東洋医学的な診断、弁証をする立場、指導的な立場なのだから当然である。しかし、心を診る時には、断定することは難しい。

例えば、ニキビを見つけるなり、「コメカミにニキビがあるのは、優柔不断なサインですから、あなたは何か思い悩んでますね」と決

心　The Soul　**181**

めつけてしまったら、クライアントは驚き、何かを語ることもなく心を閉じてしまい、それによって治療効果が下がる可能性もある。もっともそのように伝える人はいないだろう。この時に、「東洋医学では、なにか決断を思い悩んでいるときに、コメカミあたりに肌あれができることがあるのですが、何か思い当たることはありませんか？」と相手の心に聞く。もし何も無ければそれに触れなくても良い。しかし、もし何かがあれば、この質問により、クライアントがニキビと自分の心の悩みがリンクしている可能性があることに気づける。この心の悩みと体の症状が関連している可能性をクライアントが認識するだけでも、症状が改善することがある。こうした治療法は、いわゆるカウンセラーやヒーラーが行う手法だが、鍼灸師は、クライアントが気づき、その体が好転しはじめるときに、さらに鍼灸治療を施すことで改善を早めることができる。

　心の問題で体の調子が悪くなる。それを面接法により癒やすのがヒーラーやカウンセラーとすると、体の調子を上げることで、思考がポジティブになり二次的に心の状態も改善させていくのが治療家なのかもしれない。この治療家が行うプロセスで、心（ソウル）のレベルに問いかけ導き出すこと（コーチング）が加わるとクライアントの状態はさらによくなっていく。このように導くため、クライアントの体の状態、顔の状態と心の関係を陰陽五行、東洋医学でみる。そしてコーチングを行い、クライアントに気づきを与え、治療に生かしていく。これが陰陽五行ソウルコーチング®である。

　これには、顔や体と心がどうつながっているのか知る必要がある。次項から、心と顔、体の関係を黄帝内経やそれをまとめた顔面診察法、五行顔診断、臨床経験などから、美容鍼灸の臨床上必要となる部分を特にとりあげた。鍼灸治療を行う時のヒントとして活用してもらいたい。

　ただし、前述の通り、陰陽五行ソウルコーチング®を行う場合、初診のクライアントは一般的に避けた方がよい。スピリチュアルな質問を受けるのを嫌うタイプもいる。この場合、この手法を使うことで逆に不信を招き、信頼度が下がり治療効果を下げるリスクがある。信頼関係ができて、そのクライアントにとって体と心の関係の気づきが必要と感じた場合に行うことを勧める。そのときは、陰陽五行ソウルコーチング®の質問方法、「東洋医学では、この○○（肌荒れや身体症状）は、心の○○のサインなのですが、何か思い当たることはありませんか？」と尋ね、クライアントの中から気づきを導き出すことで、よりよい治療結果を導いて欲しい。

スキントラブルと臓腑・心理状態の関係―概論
～東洋医学的視点から～

概論

　『霊枢』本神　第八には、情動異常による精神と身体の障害、五臓の虚実による症状が書かれている。また、「是の故に鍼を用いる者は人の態を察観し　以て精神、魂魄の存亡、得失の意を知れ」（訳：そこで鍼を以て病の治療をする者は、人々の心身の状態をよくよく観察して、その精神魂魄の盛衰を認識した上で事に当たるべきである）[1]と、精神状態を考慮した治療を行うことを示し、また五臓の虚実による精神状態の変容が記述されている。

　心と身体は連動し臓腑に影響し、その臓腑の状態は顔に表れてくる。異常のある臓腑を治療することで、体は楽になり、物事を肯定的に考えられるようになる。精神状態が整うと顔の症状も改善していく。また、なぜ肌がそのような状態になったのか、身体の問題と精神的な問題とつながっていることを認識すると、顔や身体症状も改善することがある。肌の悩みの上で、このことを理解し、陰陽五行ソウルコーチングやスキントラブルとなっている体の諸問題の根本治療を行う事が重要である。

臓腑の生理機能と心理状態

　臓腑の生理機能と心理状態との関係を示したものが、五志・七情であると言われる。第一章の精気神論　三宝とアンチエイジングの項で述べたが、古代中国でも内因が臓腑に影響を及ぼし、体の不調につながっていくことが記述されており、現代でみられるストレスにより様々な症状や疾患を引き起こすことと全く同じである。また「神は君主の官、神明出ず。」（『素問』霊蘭秘典論）とあり、心・神は五臓六腑の君主であり、五神の中でも最も高位にあり、他の四神を統括している。七情が傷れれば神が傷れ、それは他の臓腑にも影響を及ぼす。逆に他の臓腑が平安であれば、心・神は充実する。

　七神七情を診ること、整えることは精神の安定をもたらし、結果として身体の安定につながる。代表的な臓腑と心理状態の記述をここに示す。これらを臓腑と心理状態の基礎として次項より顔の望診と心理状態を推測していく。

心　The Soul　*183*

古典にみられる臓腑と心理の関係

❖ 難経三十四難

「肝は魂を蔵し、肺は魄を蔵し、心は神を蔵し、脾は意と智とを蔵し、腎は精と志とを蔵するなり」

❖ 素問　霊蘭秘典論　第八

「神は君主の官、神明これより出づ」
　解説：人の思考、情動、意志などの精神現象や神経作用はここから現れる。

「肝は将軍の官　謀慮これより出づ」
　解説：謀慮は計画し、戦略を立てることで、それらを考えるときに力を発揮する。

「膽は中正の官　決断これより出づ」
　解説：膽は、諸臓腑の働きを監視して、正確な判断を下す役割を担う。

「膻中は臣使の官　喜楽これより出づ」
　解説：喜怒哀楽の感情は膻中から始まる。

「肺は相傳の官、治節これより出づ」
　解説：君主を助けるお守り役。君主を助けて各蔵器の機能を按配、調整する。

神のおもな作用

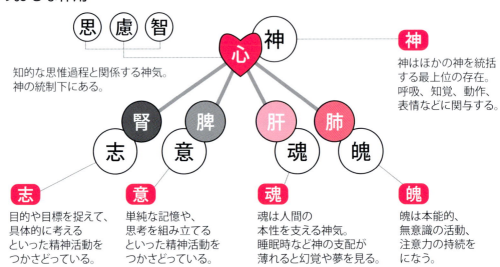

出典：平馬直樹・浅川要・辰巳洋監修『基本としくみがわかる東洋医学の教科書』,ナツメ社，p30の図より引用

❖ 霊枢　本神　第八

「血、脈、営、気、精、神は、此れ五臓の蔵する所なり」

❖ 霊枢　本神　第八

「故に生の来る、之を精と謂う

両精相い搏つ、之を神と謂う

神に随って往来する者、之を魂と謂う

精に並んで出入りする者、之を魄と謂う

物に任ずる所以の者、之を心と謂う

心には臆する所有り、之を意と謂う

意の存する所、之を志と謂う

志に因って変を存する、之を思と謂う

思に因って遠く慕う、之を慮と謂う

慮に因って物に処す、之を智と謂う」

❖ 素問　陰陽應象大論篇　第五

「志に存りては怒と為す　怒は肝を傷る

志に存りては喜と為す　喜は心を傷る

志に存りては思と為す　思は脾を傷る

志に存りては憂と為す　憂は肺を傷る

志に存りては恐と為す　恐は腎を傷る」

五行	木	火	土	金	水
五臓	肝	心	脾	肺	腎
五腑	胆	小腸	胃	大腸	膀胱
五志(七情)	怒	喜	思	憂(悲)	恐(驚)
五神(七神)	魂	神	意・智	魄	精・志

スキントラブルと臓腑・心理状態の関係―各論
〜東洋医学的視点から〜

1．顔と心、体の関係

　前述のとおり、古典には、顔と臓腑や心理状態との関係が書かれており、これを応用することで、顔のシワやニキビ、肌荒れ、色調の変化などがみられる部位から、根本原因となっている臓腑経絡の変調や心理状態を推測することができる。例えば肝は、「志に存りては怒と為す　怒は肝を傷る」（『素問』陰陽應象大論篇　第五）とある。熱の場合は、左の頬が赤くなり（『素問』刺熱篇　第三十二）、風の場合は目下が青くなる（『素問』風論篇　第四十二）、鼻稜中央（『霊枢』五色　第四十九）に色調の変化が見られるとある。つまり頬、眼下、鼻稜に色調の変化がある場合に、イライラするようなストレスをため込んでいる可能性があると推測し、実際どうであるか五行ソウルコーチング®を用いた問診により把握する。このように、顔の望診により体や心に何が起きているのか推測を立て、心のカウンセリングに活用し、また関連している経絡のバランスを整えることで症状改善に役立てることができる。ここに色調の見方、顔の部位と臓腑・心理状態の関係を示す。

1．全体の顔の色調をみる

　顔の色調は臓腑や気血と深い関係がある。顔色によってそれに対応する臓腑の異常を推測する。また病的な顔色の変化として、青や黒は痛みを、白は寒を、赤と黄は熱を表す。

比較的　良好な色		比較的　悪性な色
白絹に朱を包んだような赤	赤	赤土のような赤（黒味を帯びた赤）
青玉のような青	青	藍のような青（沈んで暗い青）
あひるの羽根のような白	白	塩のような白（つやのない白）
白絹に黄金を包んだような黄	黄	黄土のような黄
漆黒のような黒	黒	黒土のような黒（すすけた黒）

出典：山田光胤・代田文彦著『図説　東洋医学＜基礎編＞』,学研　p163表より

2. 流注からみる

顔の流注上のニキビや肌荒れ、スキントラブルと臓腑、心理状態を関連させて推測する。顔は陽経の経絡が流れているので、表裏関係にある臓腑の七情を用いる。

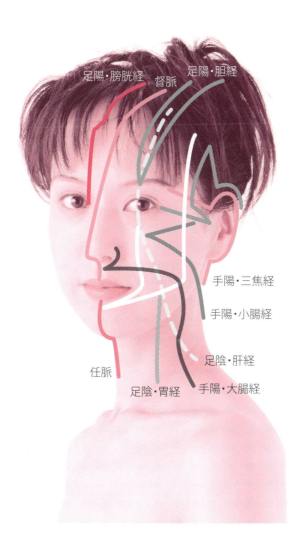

1. **大腸経上のスキントラブル**

   感情（表裏・肺経）：哀しいことや憂うつ、心が沈むことがある

2. **胃経上のスキントラブル**

   感情（表裏・脾経）：物思いにふけっていたり、過ぎたことを考え込んでいる。

3. **小腸経上のスキントラブル**

   感情（表裏・心経）：気の緩み、集中力が低下したり、無気力、意欲低下、無関心になっている。

4. **膀胱経上のスキントラブル**

   感情（表裏・腎経）：恐れがあり前に進めない、驚き・動揺や緊張がある、家族と問題を抱えている。

5. **胆経上のスキントラブル**

   感情（表裏・肝経）：決断ができない、計画が立てられない、優柔不断になっている、怒りがある、受け入れられない、直視できない。

心 The Soul

3. 顔の部位からみる

ニキビや肌荒れなどのスキントラブルと素問風論篇、素問刺熱篇、霊枢五色などから臓腑、心理状態を関連させ推測する。

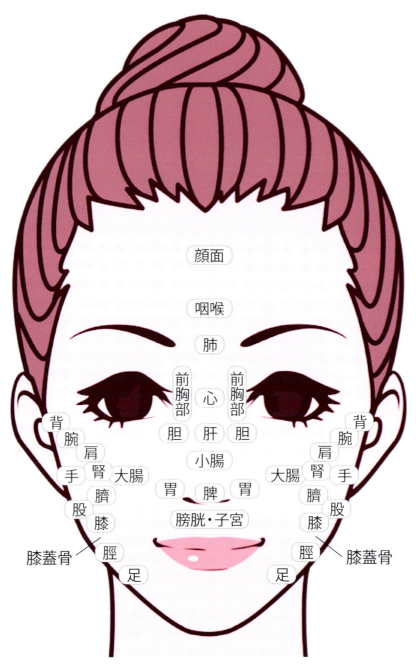

『霊枢』五色第四十九(医道の日本)と『図説顔面診治法』(たにぐち書店)を参考に作成

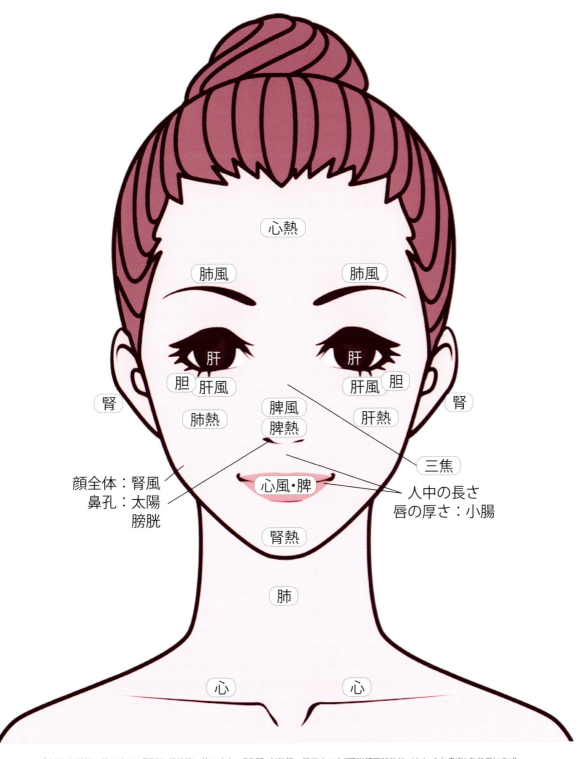

『素問』風論篇 第四十二、『霊枢』師傳篇 第二十九、『素問』刺熱篇 第三十二と『図説顔面診治法』(たにぐち書店)を参考に作成

心 The Soul 189

4．スキントラブルと臓腑、心理状態の関係

1．首元

肺の機能低下・異常

感情：哀しいことや憂うつ、心が沈むことがある。

2．フェイスライン

腎・腰や下肢の機能低下・異常

感情：恐れがあり前に進めない、驚き・動揺や緊張がある、家族関係
で問題を抱えている。

3．口唇・口元

脾胃・心の機能低下・異常

感情：物思いにふけっていたり、過ぎたことを考え込んでいる。
気の緩み、集中力が低下する、無気力になっている。

4．人中の周囲

膀胱・子宮の機能低下・異常

感情：恐れがあり前に進めない、驚き・動揺や緊張がある、家族関係
で問題を抱えている、特に母親との関係で問題がある。

5．頬全体

大腸、腎、臍部の状態を表す。

6．右の頬

肺の機能低下・異常

感情：哀しいことや憂うつ、心が沈むことがある。

7．左の頬

肝の機能低下・異常

感情：怒り、受け入れられない、仕事上のストレスがある、計画が立
てられない、決断ができない。

8. 鼻

鼻尖：脾の機能低下・異常

鼻翼：胃の機能低下・異常

感情：物思いにふけっていたり、過ぎたことを考え込んでいる。

9. 目元

目：肝の機能低下・異常

目の下：胆、肝の機能低下・異常

感情：怒りがあり受け入れられないなどの感情がある、問題を直視したくない、見たくない、決断ができない、計画が立てられない。

10. 側頭部（こめかみ）

胆の機能低下・異常

感情：決断ができず優柔不断になっている、怒りがあり受け入れられない。

11. 前額

心の機能低下・異常

感情：気の緩み、集中力の低下、無気力、無関心。

12. 前額部を３分割し、しわやニキビなどをみる

　前額は心を表すが、心は臓腑経絡全てに影響を及ぼし、また図2のような相剋や相生の関係もあり皮膚症状が起きると考えられる。

図1

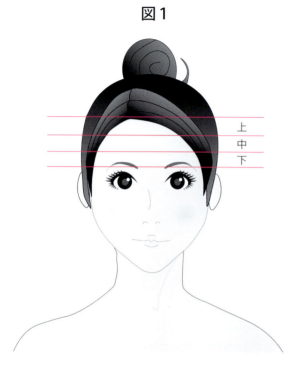

上：頭脳、肝・胆・膀胱経
感情：思い通りにいかない悩み、判断ミスを起こして悩む、職場などの人間関係のストレス。

中：顔面、心・胃・大腸経
感情：考え込む、運が悪いと感じる、家族・パートナーなどの人間関係のストレス。

下：咽頭、脾・肺・心・腎・肝経
感情：言いたいことがいえない、心が落ち着かない、依存心。

図2

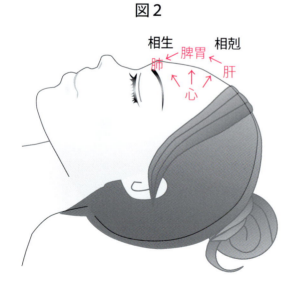

5. 症例

Aさん（24）大学院生

スキントラブル：フェイスラインのニキビとみみず腫れのように広がるニキビ跡。

　Aさんは中学生の時からアゴの周り全体に重度のニキビがあった。何をやってもよくならなかった。

　その後、膿むなどの状況はなくなったもののニキビを繰り返していた。ニキビ跡が広範囲に残り、盛り上がり、みみず腫れのようになっていた。食事療法やサプリメントなどを併用して、ピークは去ったものの、ニキビ跡と時々出現するニキビがどうにかならないかと母と本人から相談を受け治療開始となった。

ニキビにある心の背景：怒りなどのストレス感情があり、皮膚の限界が来た可能性がある。

　特にアゴの周りなので、家族関係などで何か問題があった可能性がある。

　紹介であること、またヒーリングセッションを受けたことがあることなどから、初診から五行ソウルコーチング®を行い、ニキビなどのスキントラブルが感情を抑え込んでいて限界になると起きることや、アゴのラインは家族関係でうまくいっていないことがあると皮膚症状を起こすことがあることを伝え、中学生の時に思い当たることがなかったか質問した。

　すると教育熱心な父親が帰宅時に、勉強をしていないと叱られるなどがあり、当時、父親に対して怒りの感情が相当なものだったことがわかった。しかし、20代になり父親に対する怒りの感情はなく、現在では学費や下宿代などを支える父親に感謝しているという。

　この五行ソウルコーチング®の中で、スキントラブルに感情や父親との関係などのストレスが関与していた可能性があったことをAさんは認識し納得した。今はその怒りの感情がないことから、鍼灸治療を併用することでニキビがより改善していく可能性があることに希望を持って臨んだ。

心　The Soul　　*193*

❖ 治療方針

本人の気づきを導く五行ソウルコーチング[®]

肺が肝をコントロールできないほど肝の怒りがあり皮膚症状が慢性化し、また父との関係は腎精と関連性があり、腎の反応箇所であるフェイスラインに症状が現れたと考え、腎の補益、肝の調節と局所療法を多用した。

治療

1〜2週間に1回程度の治療を10回行った。

腎虚証であることが多く、腎の補益のため、太谿、復留、陰谷、腎兪、関元、またその時々の症状(腰痛、首の痛みなど)に合わせた治療を行った。

結果

みみず腫れのようになっていたニキビ跡の腫れが落ち着き、洗顔したときなどゴワゴワした肌が厚くつっぱる感覚もなくなり、本人や共にニキビトラブルを心配してきた母親も納得する結果となった。これまでニキビに対する薬物の局所治療や栄養補強などを行っていたがそれだけでは改善しなかった症状が、局所治療だけでなく発症部位と心と体の関係を元に全身治療を行い、また五行ソウルコーチング[®]を行うことで、経過が長く慢性化している場合でも改善できた。ストレスや怒りの感情が関連したスキントラブルだった可能性を本人が認識したことがどこまでの影響を及ぼしたかは計測できるものではないが、単なる局所療法だけでなく、全人的な治療の重要性、心のケアやそれを鍼灸治療に生かす必要性が示唆された。

参考文献

『霊枢訳注』,医道の日本
李家雄著, 吉元昭治監修『顔相診察法』,たにぐち書店
李家雄著, 吉元昭治監修, 織田啓成『図説顔面診治法』,たにぐち書店
平馬直樹, 浅川要, 辰巳洋監修『基本としくみがわかる東洋医学の教科書』,
　ナツメ社
山田光胤・代田文彦著『図説　東洋医学<基礎編>』,学研

ニキビ　1（ビフォア）　　　　ニキビ　2（アフター）

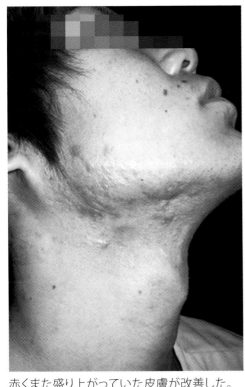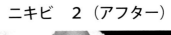

赤くまた盛り上がっていた皮膚が改善した。

ニキビ　3（ビフォア）　　　　ニキビ　4（アフター）

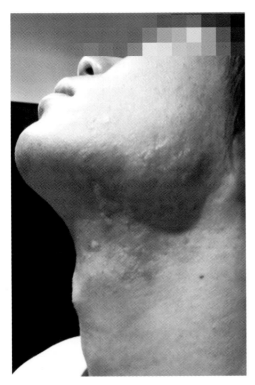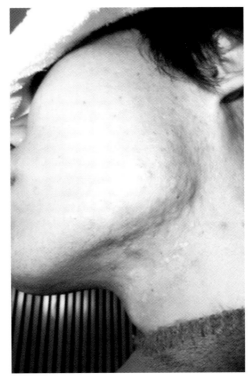

下顎から首にかけてのみみず腫れ様の瘢痕形成が改善した。

心　The Soul

よく見るスキントラブルとその対処法

　美容鍼灸を行うと、当然、日常のスキントラブルの相談を受ける。この相談の時に、問診し、日常のアドバイス、食事やスキンケアなどの指導を行うためにも、皮膚の解剖生理学、よくみるスキントラブルとその対処法を熟知しておきたい。

　誤った洗顔方法やスキンケア、食事の偏り、生活リズムなど、クライアントが抱えるスキントラブルの背景をヒヤリングし、指導し、また治療をしていくことで改善効果が高まる。

1. 皮膚の解剖学

1. 肌の機能

　皮膚とは体全体を覆う、外界との境界線を作っている薄い膜で、面積は畳1畳分くらい、平均して1.6平方メートルくらいあり、重さは平均3キロくらいである。つまり、皮膚は人体最大の臓器といえる。

❖ **皮膚とは、人間の体を覆い、外界との境界を作る薄い膜**
○面積：平均1.6㎡
○重量：平均3kg
○厚さ：1.5〜4㎜

❖ **皮膚の構造**
　皮膚は3層に分かれており、表層から、表皮、真皮層、皮下組織がある。原則として筋肉は関節を超えて、骨と骨に付着している。このため筋肉には、収縮して関節が動くという作用がある。しかし、顔は表情

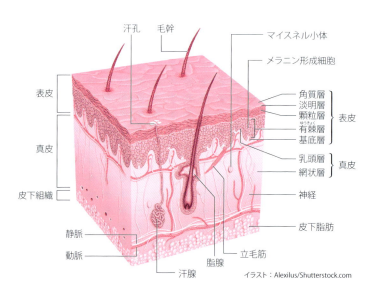

イラスト：Alexilus/Shutterstock.com

を作る。表情筋は頭蓋骨に起始があり、停止は真皮に近い皮下組織や真皮層の結合組織、他の表情筋の筋膜や表情筋自体に付着している。収縮により顔の皮膚が牽引され表情を作る。固定されている部位が結合組織などであるため、強いマッサージをすると付着部分が裂かれ、密性線維性結合組織に変わってしまい、肌内にしこりや凹みができることがあるため、強いマッサージは推奨できない。マッサージを行う場合は、前述したアキュレッチ®など肌に触れる程度の圧で行うとよい。

✛ 肌の機能

　表皮は、外界に対する防御機能があり、また外界と自分との境界線になっている。ここには角質層などがあり、神経線維はあるが、リンパ管や血管がない。最表面の角質層の角質には核もない。ここは内側から栄養されないため、外側から保湿成分などのスキンケアで角質に栄養を与えるというのが基礎化粧品や美容液の理論である。この角質の美しさが肌の美しさである。

　真皮層には線維層があり肌のハリを保つコラーゲンやエラスチンがある。血管、リンパ管、神経線維がここにある。顔色を良くする、ターンオーバーを促進するために表皮にある基底細胞に栄養を送る、リンパの代謝を改善し、むくみを取るなどを行う場合、真皮層に働きかける。

　皮下組織には脂肪組織があり、その下に筋肉がある。

　水溶性の成分、いわゆる一般的な化粧水は表皮にしか入らない。ナノテクノロジーやイオン原理を使い浸透させるものはあるが、それ以外は表皮に浸透するだけで、それより深層の真皮層には到達しない。水溶性の美容液は表皮にしか入らないが、油溶性のものは入る。シミのケアのとき、よくビタミンC誘導体を使うがこれは油溶性または乳化させて浸透するようにさせたものでなければ浸透しないので意味がない。

　美容液や外側の化粧水は必要ないのかというと、そうではなく、表皮に血流がなく栄養が補給されないため、外部から栄養を入れる必要がある。乾燥や外側からのダメージなどを受けるため、美しい肌を保ち表皮を安全に保つために手入れは必要である。

心　The Soul　　*197*

肌の機能
○表皮：外界に対する防御、神経
○真皮：コラーゲン豊富、血管、リンパ管、神経
○皮下：皮下脂肪、筋や骨と結合

2. 表皮の生まれ変わるサイクル

　表皮は、深層から表層に向かって「基底層」「有棘層」「顆粒層」「角質層」の四層構造になっている。

　表皮と真皮層の境目に基底膜という膜があり、その上に、細胞分裂を行っている基底細胞がある。それが分化していき、有棘細胞、顆粒細胞、角質細胞となり、最表面に角質となって到達し最後には剥がれ落ちる。ここの角質まで分化することを、ターンオーバーと呼び28日くらいである。その後、角質は2週間くらいで垢となって剥がれ落ちる。この2週間を足して、ターンオーバーを6週とすることもある。いずれにせよ、表皮はこのターンオーバーがあるため、傷ついても6週間程度あれば生まれ変わりきれいに治る。アトピー皮膚炎で肌が荒れている方も、表皮の荒れはターンオーバーにより修復されるため、アトピー性皮膚炎の治療と肌の手入れをしていくと、肌はきれいになる。

表皮の生まれ変わるサイクル

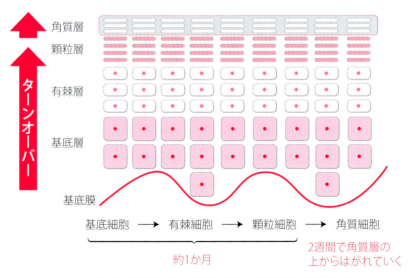

3. 肌の防御機構

天然保湿因子（NMF）は、角層の角質細胞の中にある

角層

○ 天然保湿因子　　角質細胞

表皮には外的刺激から体を守る防御機能がある。これには水分・脂分がきちんと保たれている必要がある。

角質層は、角質細胞がレンガのように並び、レンガの目地の部分、つまり細胞と細胞の間を埋めている部分に「角質細胞間脂質」があり、セラミドが主成分である。角質細胞内には水分を吸着する性質の強い「天然保湿因子」が含まれている。皮脂腺から分泌される皮脂が皮膚表面に広がり膜になった「皮脂膜」があり、その油が角質の隙間にしみこみ、角質細胞がはがれ落ちないようにしている。

保水能力を構成するものは、「皮脂膜」「天然保湿因子」「細胞間脂質」である。

平均的に角質は20％の水分が含まれている。冬にお湯で手洗いをするなどで皮脂膜が繰り返し流されると、表皮の潤いが失われる。また外界の湿度が低いときには、角質の水分が減少し角質細胞が収縮し、表面がカサカサしてくる。これが、「肌荒れ」といわれる状態である。正常な構造が保てなくなり、縮み、しわになる。このシワは「乾燥シワ」と呼ばれ、一時的にできるもので保湿すると改善する。

この異常を改善するためには、外側からの保湿と内側からターンオーバーを早める必要がある。基底細胞がきちんとターンオーバーするために大事なのは、真皮層の循環改善が重要となる。鍼刺激の循環改善はこれを助けると考えられる。また同時に乾燥しやすい人は水分摂取が少ないことも多くみられる。化粧品で保湿ばかりをしても、本人自身が脱水では改善しない。鍼灸治療や保湿指導以外に、水分摂取指導も必要となる。

余談だが、基礎知識と鍼の効果をリンクさせながら、「あなたの肌は、今、こういう状態です」とか、「こういうケアが必要です」とか、「ここは鍼で解決していきましょう。でもキレイな肌をつくるため普段は○○をしてくださいね」などの説明や指導ができると、クライアントも納得でき、生活改善により美しい肌と健康な体が作られてくる。そして生涯かけて治療にあたるような深い関係性を築くことができる。

2．よく見るスキントラブルと対処法

　臨床上よくみかけるスキントラブルとその対処法を示す。ケースによっては皮膚科へ迅速へ紹介するなどクライアントの症状改善を第一に、医科との連携が必要である。

接触皮膚炎
　皮膚は外部からの刺激に対して強い抵抗力を持っているが、それにも限界がある。皮膚が耐えられる以上の刺激が働くと、皮膚にはいろいろな変化が出てくる。
　皮膚に触れたもので起こる皮膚の炎症を「カブレ」、接触性皮膚炎と呼んでいる。
　接触性皮膚炎（カブレ）には大きく分けて、一次刺激性の接触性皮膚炎とアレルギー性の接触性皮膚炎の2つがある。

一次刺激性接触皮膚炎
　一次刺激性接触皮膚炎の原因となるものを接触毒という。この接触毒はそれ自体が皮膚に害を及ぼすもので、濃度が高い、長時間触れるなどすると、誰でもカブレを起こすものをさす。例えば、塩酸、硫酸などの刺激性薬品はこれに入る。また、日常ではパーマ液によるカブレがこれにあたる。

アレルギーを起こすもの
　特定のものに触れている時に、皮膚がそれに対し敏感になってくるものをアレルギー性接触皮膚炎という。
　接触毒がその濃度や接触時間により、100％皮膚に害を及ぼすのと異なり、アレルギーは一部の人にしか起こらない。カブレやすい、いろいろなものに肌が反応しやすい体質の人は、アレルギー体質である。アレルギー体質でなくても、生理一週間前や更年期ではホルモンバランスがくずれ、感受性が変わってくるため、アレルギー性接触皮膚炎を起こしやすい。

❖ アレルギーとは

　アレルギーとは、特定の「モノ」に対し、体が拒否反応を起こし、鼻炎、結膜炎、肌の荒れ、消化器症状、アナフィラキシーショックなど、体に不都合な症状が出ることをいう。

　アレルギー疾患には次のようなものがある。アレルギー性疾患で最も多いものがアトピー性皮膚炎である。

アレルギーとは

特定の「モノ」に対し、体に不都合な症状が出ること。

○ アレルギー疾患

　◇アトピー性皮膚炎　◇アレルギー性鼻炎(花粉症)　◇アレルギー性結膜炎

　◇喘息　◇蕁麻疹　◇接触性皮膚炎(かぶれ)

❖ アレルギーを引き起こすもの

　アレルギーを引き起こすものには、ダニやほこり、ハウスダスト、ペットの毛など吸入するもの、卵、牛乳、大豆、そばなど食品、植物や化粧品など触れるものがある。

アレルゲン

アレルギーを引き起こす「モノ」を、アレルゲンとよぶ。

アレルゲン
○ **吸入するもの**
　ダニ　真菌　ほこり(ハウスダスト)　ペットの毛　花粉　など
○ **食べるもの**
　卵　牛乳　大豆　タラなど
○ **触れるもの**
　植物　金属　化粧品　など

❖ アレルギーの原因

アレルギーの原因には、住環境の変化やライフスタイルの変化、欧米化した食事などの影響がある。

〈アレルギーの原因〉
- **遺伝的要因**
  両親が喘息であると、子どもは50%以上の確率で喘息になる。
- **食生活の変化**
  食品添加物　欧米化した食事
- **住宅環境の変化**
  環境汚染　機密性の高い住宅
- **ライフスタイルの変化**
  核家族化　ストレス

❖ アレルギーの検査方法

検査法には以下のようなものがある。
- 採血
- スクラッチテスト
- 皮内テスト
- パッチテスト
- 光線テスト

アトピー性皮膚炎

アレルギーで一番多い疾患が「アトピー性皮膚炎」で、日本皮膚科学会で診断基準が定められている(図)。

かゆみのないアトピーはないといわれていて、かゆみがない場合は、乾燥肌になっているだけの場合がある。掻きたくなるような不快感があったり、無意識に引っかいてしまったり、常に引っかき傷がある。また、発赤や、かさつき、ごわつきなど特徴的な皮膚の症状がある。

また特徴的な分布があり、皮膚の症状が左右対象性に起きる。右足にだけあり左足にはない、右頬にあって左頬にはないということはない。

アトピー性皮膚炎ができやすい部位は、おでこ、目・口・耳の周り、首、ひじ・ひざの内側、胸や背中で、慢性的に長く症状が続く。

> **診断基準の1・2・3の項目を満たすものを、**
> **重症・軽症問わずアトピー性皮膚炎と診断する。**
>
> 1. **掻痒**
>
> 2. **特徴的皮疹の分布**
>   ⓐ 皮疹の湿疹病変
>   　急性病変＝紅斑、浸潤性紅斑、丘疹、漿液性丘疹、鱗屑、痂皮
>   　慢性病変＝浸潤性紅斑、苔癬化病変、痒疹、鱗屑、痂皮
>
>   ⓑ 分布　　左右対側性
>   　好発部位：前額、眼周、口囲、口唇、耳介周囲、頸部、四肢関節部、体躯
>   　参考となる年齢による特徴
>   　　乳児期　　　：頭、頸にはじまり、しばしば体幹、四肢に降下
>   　　幼小児期　　：頸部、四肢屈曲部の病変
>   　　思春期成人期：上半身(顔、頸、胸、背)に皮疹が強い傾向
>
> 3. **慢性・反復性経過**（しばしば新旧の皮疹が混在する）
>   乳児では2か月以上、その他では6か月以上を慢性とする
>
>   上記1・2および3の項目を満たすものを、症状の軽重を問わずアトピー性皮膚炎と診断する。
>   その他は急性あるいは慢性の湿疹とし、経過を参考にして診断する。

✤ アトピー性皮膚炎を引き起こす原因

　食べ物からダニやほこりに変わり、大人になってスギ花粉など、生活によって触れていく物質も変化するため、年齢とともに弱い場所が変わってくる。

✤ アトピー性皮膚炎の原因と悪化因子

〈アトピー性皮膚炎の原因と悪化因子〉

1. **食べ物**
   ○ 牛乳、卵、大豆、小麦　など
2. **環境因子**
   ○ ホコリ、ダニ、カビ、花粉　など
3. **感染症**
   ○ 細菌感染(とびひなど)
   ○ ウィルス感染(みずいぼ、ヘルペスなど)

4．接触抗原
　　○ セッケン、化粧品、植物　など
5．ストレス
　　○ 精神的ストレス、肉体疲労
6．遺伝的因子

3．肌のトラブル
―しみ・そばかす・肝斑・かさつき・くすみ・こじわ、たるみ、ニキビ―

しみ

しみは、皮膚の老化、紫外線の2つが大きな原因。そのほか、体調不調、代謝低下、化粧品が合わないなどがある。

❖ どうしてしみができるのか

色素を作るメラノサイトという細胞が、表皮基底層に約36個の基底細胞に対して1個の割合で分布する。人種によるメラノサイトの数に差はない。人種による皮膚の色の違いは、メラノサイトの数によるものではなく、産生されるメラニンの量の違いが決めている。

メラノサイトは、紫外線(UVA、UVB)の照射を受けると活性化され、メラニン産生の促進が起こり、シミが生じる。シミはメラニン産生とメラニン消化のバランスの上に生じていて、加齢に伴い、大量にメラニン色素を持つ角化細胞（ケラチノサイト）が増えることにより起きる。これが40歳以後、顔や手背、前腕などに出るシミで老人

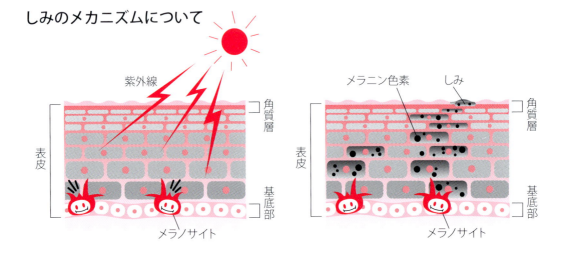

しみのメカニズムについて

性色素斑と呼ばれる。

その他、接触皮膚炎(色素沈着性接触皮膚炎〈黒皮症〉)、ナイロンなどによる慢性的な機械的刺激(摩擦黒皮症)、化粧品などの炎症(炎症後色素新着)、卵巣機能低下、ストレス、妊娠などにより起きる。

❖ 対処法

老人性色素斑：老化による異常な角化細胞を破壊し正常な角化細胞を促すことで、レーザー治療やケミカルピーリングがある。鍼治療で角化細胞の再生を促すことが示唆されるが、経験的にレーザー治療に比べ効果が低く、また時間がかかるため、治療を希望する場合はレーザー治療ができる皮膚科受診をすすめている。レーザー治療を希望しない場合には、鍼灸治療を行い、またビタミンC誘導体がメラニン色素産生を抑えるためホームケアで美容液を使う指導をする。

＊美白剤＊

美白剤は「メラニンの蓄積を抑えて、しみ、そばかすを防ぐ」という「防ぐ」予防効果のみが認められている。できてしまったしみ、そばかすに対して改善がないのかというと改善効果を報告した文献もある。今後有効性を検討する実験がされていくようである*。しかし現時点では、美白剤による抑える力と、色素を産生する力では、年齢を重ねた色素産生の方が強くなるのが現実のようである。

そばかす

そばかすには遺伝的な要素があるが、その直接的な病態は明らかにされていない。メラノサイトの数は変わらないが、メラニンの産生が更新している。大人になると目立たなくなる場合もあるが、しみができやすい。レーザー治療が効果的である。

肝斑

肝斑は局所的な原因がない。病因は多因子の関与が示唆されている。30〜40歳に多く、前額、頬骨部、上口唇、下顎に左右対称に境界明瞭な褐色の色素斑で、女性ホルモンによる色素細胞の活性化によると考えられている。レーザー治療は悪化するリスクがあり通常行わない。

---

*宮地良樹編集『スキンケア最前線』，メディカルレビュー社

「かさつき」と「くすみ」

❖ かさつき

　かさつきは皮脂腺や角質の水分が低下し乾燥した状態。日焼けした水分が蒸発しやすく、かさつきやすい（くわしくは前述の肌の防御機構の項目を参照）。

❖ くすみ

　日本化粧品工業連合会により、くすみの定義として下記のような案が出ている。

　くすみは新陳代謝が低下し、角質の水分量の低下、真皮層の血行不良、メラニンの沈着などにより、皮膚の明度、透明感が低下した状態である。

　血行が良ければ、肌が艶やかなので、光が当たると反射する。そういう人はくすんでみえない。血行が悪くて、代謝が落ちている肌だと、光が当たっても、反射率が下がるので、くすんでみえる。角質の水分代謝、真皮層の血行不良は鍼で解決する。

くすみの提議案　日本化粧品工業連合会

定　義
1. ある特定の現象である。
2. 顔全体または眼のまわりや頬などの部位に生じ、肌の赤みが減少して黄みが増す。
3. 肌の"つや"や透明感が減少したり、皮膚表面の凹凸などによる影によって明度が低下して暗く見える状態で。境界は不明瞭である。
原　因
その発生要因はいくつか考えられており、それらの要因が単独か複数関与することにより、現象として認識される。
1. 血行不良による肌色の赤みの低下。
2. びまん性なメラニンの沈着。
3. 皮膚の弾力が低下することにより生ずる皮膚表面の凹凸による。
4. 角層の肥厚などによる透明性（光透過性）の低下。
5. 皮膚表面での乱反射によるつやの低下。
6. 加齢に伴う皮膚の黄色化。
このほか、ほこり、汗、皮脂などの汚れにも関与して視覚的にくすんで見えるが、それらはたんなる物理的な要因であり、洗い流せば消失するので他の要因とは異なる。

「小じわ」と「たるみ」

→しわ・たるみの項を参照のこと。

ニキビ

美容鍼灸の臨床上よく見るスキントラブルで、しわ、たるみに次いで多いのがニキビである。男女を問わず、思春期以降、40歳になってもできる。成人痤瘡と呼ばれる。俗称で大人ニキビと呼ばれる。

❖ ニキビのできるメカニズム

1. 男性ホルモンの刺激で、皮脂腺が活性化されると皮脂分泌が多くなる。
2. なんらかの原因で角質が厚くなり、毛孔を狭くし、毛穴がふさがり、皮脂が皮膚表面に流れなくなり、毛包内の皮脂が貯留し面皰が形成される。
3. 皮脂が貯留した面皰は好脂性であるアクネ菌の格好の生息条件ろなり、アクネ菌が増殖する。
4. 増加したアクネ菌は細胞外炎症誘発物質を産生し、その結果、毛包壁の炎症が惹起されると考えられている。

　思春期のニキビは男性ホルモンが多くなることにより起きる。ある程度の年齢になってからのニキビは、ストレスや食事、機械的刺激（頬杖などの手指による刺激、前髪による刺激）、生理不順、胃腸障害など内的、外的諸因子があり、皮脂の分泌が多くなり、毛穴が詰まることで起きる。

　角質が硬くなり毛穴が詰まっても、皮脂は産出され続ける。すると内圧が上がり、隆起ができ、白ニキビ（閉鎖面皰）となる。さらに内圧が上がり、毛穴が開いていくと、溜まっていた皮脂は酸化し黒くなり、黒ニキビ（解放面皰）となる。皮脂は常在菌のアクネ菌にとって栄養分となり、アクネ菌が増殖する。増加したアクネ菌は細胞外炎症誘発物質※を産生し、その結果、毛包壁の炎症が惹起されると考えられている。白ニキビ、黒ニキビは、「面皰（comedo：コメド）」といわれる。

　生理前や生理中にニキビができる人が多いが、生理前の卵胞ホルモン（エストロゲン）と黄体ホルモン（プロゲステロン）比率でエストロゲンが減少し、男性ホルモンの作用が強くなることにより起きる。

　エストロゲンは脳下垂体に作用して、性腺刺激ホルモンや副腎皮

質刺激ホルモンなどの分泌に抑制的に働き、間接的に副腎皮質や甲状腺由来の男性ホルモンを抑制する。月経前になると、プロゲステロンが増加し、エストロゲンが減少する。これにより男性ホルモンの分泌が亢進され、その作用によりニキビができる。

　プロゲステロン分泌の多い生理前はエストロゲン、プロゲステロンの比率により男性ホルモンの作用が強くなってニキビがひどくなり、逆に生理の後は肌の状態がよくなる。

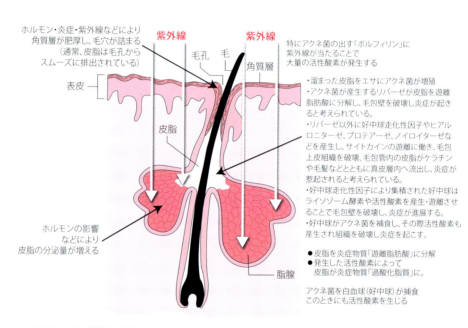

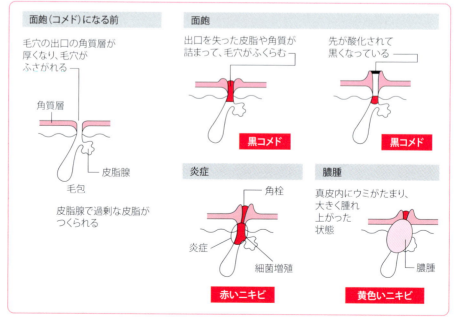

❖ スキンケア

　ニキビは、皮脂の分泌亢進、毛穴のつまり、アクネ菌の増殖によりなる。このためスキンケアは、余分な皮脂を除去し、毛穴のつまりを予防する、アクネ菌の増殖を抑制することが重要である。

　洗顔は余分な皮脂を落とし、表在するアクネ菌を除去する。ピーリングなどいろいろな成分が入っているが脂性肌用であればよい。洗顔回数は1日2回行う。化粧を落とす時のクレンジングオイルやメイク落としは十分な水ですすぐことにより汚れと共に油分も落ちるため、クレンジングオイルにより悪化することはない。UVケアの際には、クリームタイプではなく油分の少ないローションタイプを使い、ファンデーションもパウダータイプ（粉が浮いてしまう場合は保湿成分入りのものを選ぶ）など油分を控える。

　ニキビが起きる要因に角質のバリア機能の低下があり、その修復機転で角化が亢進しているという考えがある。紫外線による免疫力低下、汗のアルカリ化による肌の殺菌作用低下などが助長するため、UVケア、汗を拭き取るようにするなどの日常生活に気をつける。また睡眠不足は肌の免疫力を下げるので睡眠を心がける。また脂質、糖質の多い食事、間食などは、できたニキビが悪化する要因となる。手入れ中は気をつける。ニキビをひっかく、触るのも悪化させる要因で、触れているとその周囲に新しくニキビができたり、炎症が強くなることがあるので、清潔を保つようにする。ストレスも影響するため、気分転換などを心がける。特に極度な食事制限はかえってストレスになるので、過敏にならず量を控える、食べた翌日は控えるなど1週間の間でバランスを取るように心がける。

❖ ニキビができたら

　ニキビができやすい体質改善の鍼灸治療以外に、局所的治療（上田式アクネ鍼の項を参照されたし）による改善効果がある。しかし鍼による局所治療は2～3ヵ所など数カ所点在する場合にとどめる。ニキビが多数ある場合、鍼治療による刺激量、費用、時間的コスト、専門医による精査加療の必要性などの観点から、鍼治療にこだわらず皮膚科での治療をすすめる。もちろん、鍼治療とともに上述のスキンケアなど生活改善の指導を行う。

❖ 皮膚科でのニキビ治療

　皮膚科での治療は以下のようなものがある。

痤瘡の治療方針

1. 毛穴の角化異常：ケミカルピーリング、レチノイド、アゼレイン酸外用
2. 皮脂分泌過多：
   - イソトレチノイン内服
   - 抗アンドロゲン剤内服
3. 細菌増殖：内服外用抗生剤
   - 抗炎症作用を併せ持つ
   - 好中球遊走の抑制
   - 活性酸素の抑制
   - ロキシスロマイシンには抗アンドロゲン作用あり

出典：日本美容皮膚科学会『美容皮膚科学』改訂2版, 南山堂, p583より

　治療法は大きく、①内服療法、②外用療法、③理学療法の3種類に分けられる。症状に応じて単独あるいは組み合わせて治療を行う。下記図に尋常性挫創治療アルゴリズム2017を示す。

　アルゴリズムは急性炎症期と維持療法に分類されている。急性炎症期は、炎症性皮疹を主体とし、面皰を伴う。炎症に対する積極的な治療が求められる時期をいう。急性炎症期の治療期間は最大3ヶ月間を目安として、炎症の改善に伴い維持期の治療へ移行する。維持期は、炎症性皮疹軽快後の時期で面皰あるいは微小面皰に対する治療を継続し、再発あるいは継続する炎症性皮疹には耐性菌誘導の懸念の内薬剤が選択される。

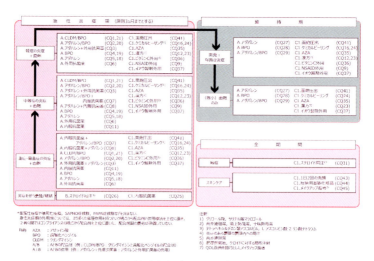

図　尋常性挫創治療アルゴリズム2017
(日本皮膚科学会、皮膚科学会ガイドライン：尋常性痤瘡治療ガイドライン2017より転載)

【参考文献】
日本美容皮膚科学会『美容皮膚科学』改訂2版, 南山堂
安田利顕著, 漆畑治改訂『美容のヒフ科学』改訂9版, 南山堂
吉川福美編集『Q&Aで学ぶ　美容皮膚科ハンドブック』, メディカルレビュー社
戸田浄『美容と皮膚の新常識』, 中央書院
川田暁編著, 美容皮膚科ガイドブック, 中外医学社

症例（ケースワーク）

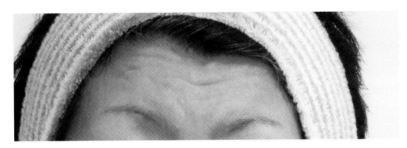

初回来院時　2008年6月4日撮影

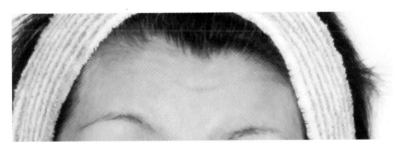

15回目施術後　2008年9月19日撮影

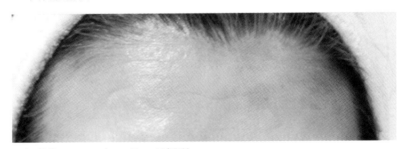

6年半後　2015年2月7日撮影

【40歳 女性】

主訴　前額分のしわ

　週1回全15回を上田式美容鍼灸®の治療手順で施術。前額のシワが薄くなった。
　その後1か月に1回のメンテナンスを行っている。継続ケアが7年目を迎えようとしているが、初診時の前額部のしわの悩みは現在ない。改善した状態を維持できることが証明された。

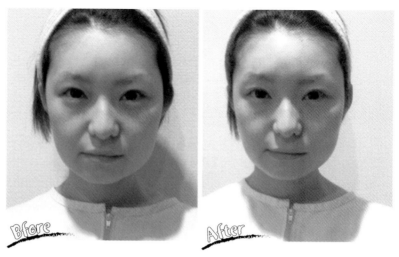

【30歳 女性】

主訴 **むくみ、フェイスラインがたるんできた。目の疲れ**

　施術後：眼輪筋の萎縮、眼瞼挙筋の動きがよくなり目元がハッキリし、頬全体があがり、ほうれい線も薄くなり、フェイスラインがスッキリした。

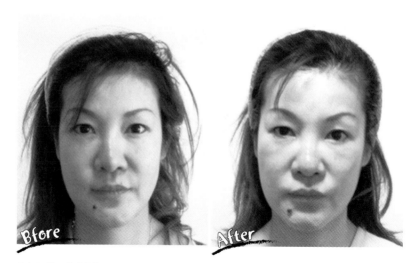

【40代 女性】

主訴 **頬、ほうれい線のたるみ、フェイスラインのたるみ**

　施術後：むくみが改善、また頬、ほうれい線、フェイスラインが引き締まり、スッキリとした。

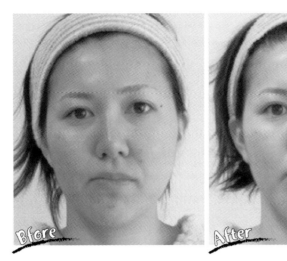

【27歳 女性】

主訴 以前よりも目が小さく見える。ほうれい線、フェイスラインのたるみが気になる

　施術後：目の左右差が改善。ほうれい線が薄くなり、フェイスラインが引き締まった。

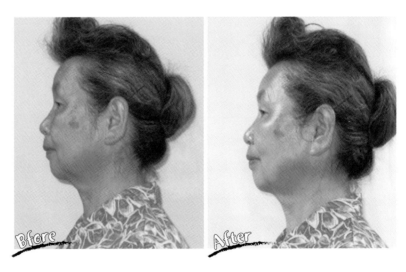

【60代 女性】

主訴 ほうれい線、あごのたるみ、目元のしわが気になる

　施術後：ほほにハリが出て、ほうれい線が改善。アゴのたるみも改善した。

症例（ケースワーク）　213

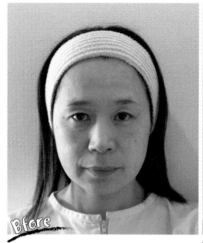 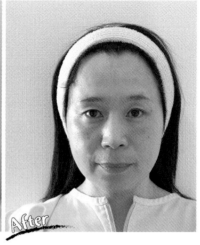

【46歳 女性】

 目の疲れ感、ほうれい線、フェイスラインのたるみが気になる

　施術後：目の疲れ感が改善。ほうれい線が改善、フェイスラインが引き締まった。

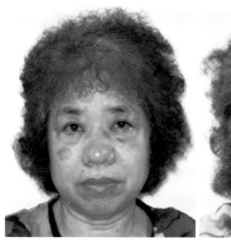 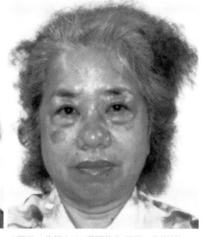

1回目の施術より1週間後（2回目の施術前）　　　8回目の施術より1週間後（9回目の施術前）

【60歳 女性】

 目の疲れ感、ほうれい線、目尻のシワ、ほほとフェイスラインのたるみ

　2回目の来院時（左の写真）に比べ、8回目の施術後では上眼瞼の

下垂が改善。目が開けやすくなり、疲れ感が改善。頬の高さが上がり、ほうれい線が改善、アゴのラインが引き締まった。

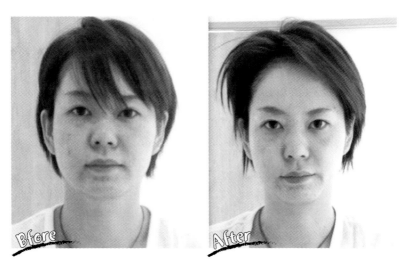

【28歳 女性】

主訴 顔のむくみ、フェイスラインのたるみ、ニキビ肌

施術後：むくみが消え、フェイスラインもスッキリし、視界が明るくなった。
また顎関節症もあったが、施術後は噛む動作もスムーズに行え、ニキビ肌で赤くなっていたが透明感が出た。
（画像提供：骨盤矯正美容鍼灸専門サロン will　間柴 靖裕先生）

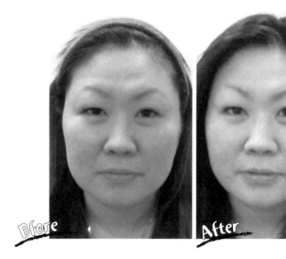

【37歳 女性】

主訴 顔のたるみR＞L、上眼瞼下垂、顔全体のたるみ、毛穴

施術後：施術前は、全体的にたるんでいたが、全体的にリフトアップし、特に右上眼瞼及びまゆ毛が引き上がり、右のほうれい線が短くなった。

（画像提供：美容鍼灸サロン　Suina　藤本健次先生）

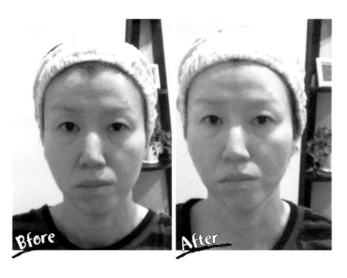

【47歳 女性】

主訴 顔のたるみ、ほうれい線、左目尻の下がり、額の小じわ

施術後：施術前のたるんだ頬の影響で丸くなっていたフェイスラインが、シャープになり尖ったアゴに変化した。左目の上眼瞼が上がり、右のほうれい線が短くなった。

（画像提供：美容鍼灸サロン　Suina　藤本健次先生）

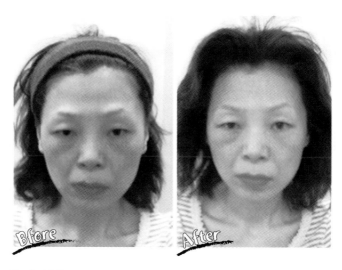

【47歳 女性】

> **主訴** ほうれい線L＞R、右眼瞼下のたるみ、額のしわ

施術後：施術前にたるんでいたまぶたや頬が、施術後、引き上がり目が大きく、フェイスラインがスッキリし顔が小さくなった印象に変わった。

（画像提供：美容鍼灸サロン　Suina　藤本健次先生）

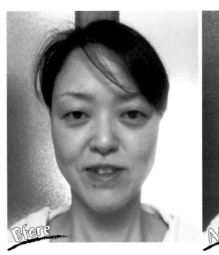
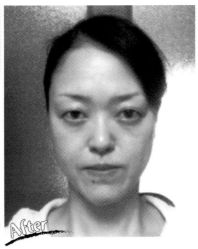

【41歳 女性】

主訴 ほうれい線、目元の腫れ、肩こり・冷え・腰痛症

　施術前：頬のラインが下がっており、ほうれい線がはっきりとしていた。
　寝不足からの目元の腫れおよび、目尻が下がっていた。
　施術後：頬のむくみが解消され同時に頬の頂点の位置が上がり、ほうれい線が目立ちにくくなった。目元の腫れが解消され目元がはっきりし、目尻の下がりも解消された。
　（画像提供：Ashigaru治療院　土肥　慶太先生）

上田式美容鍼灸® 導入事例
～認定治療院・認定美容鍼灸師～

高橋治療院

〒014-0048
　秋田県大仙市大曲上大町4-27
　TEL：0187-62-1287
　URL：https://takahashi-harikyu-biyou.com/
認定美容鍼灸師名：高橋 和彦

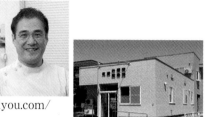
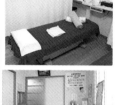
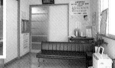

哲学堂鍼灸院

〒165-0024
　東京都中野区松が丘2-3-5 ペリエ中野102
　TEL：03-5942-9081
　URL：http//tetsugakudo7.net
認定美容鍼灸師名：井上 堅介、
　　　　　　　　　野口 夕岐子

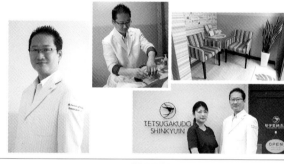

美容鍼灸・難病・自律神経調整専門鍼灸院
ブレア銀座

〒104-0061
　東京都中央区銀座2-11-5
　陽光銀座セントラルビル7階
　TEL：03-6264-7702
　URL：http://www.iblea.co.jp

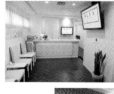
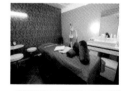

[分院情報]
美容鍼灸・難病・自律神経調整専門鍼灸院
ブレア元町

〒231-0868
　横浜市中区石川町1-13　GSビル201
　TEL：045-664-3899
認定美容鍼灸師名：※上田 隆勇、全スタッフ

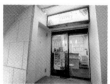

衣笠仲通鍼灸接骨院

〒238-0031
　神奈川県横須賀市衣笠栄町1-70
　TEL：046-852-6395
　URL：http://kinugasa89.com
認定美容鍼灸師名：加藤 宏

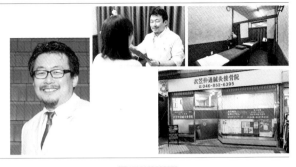

痛み専門鍼灸治療院真氣
美容鍼灸サロンShinki

〒390-0842
　長野県松本市征矢野2-12-20
　TEL：0263-87-7244
　URL：https://tsuku2.jp/shinki
認定美容鍼灸師名：臼井 智治

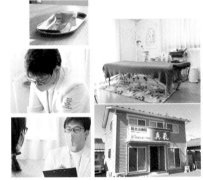

鍼灸整骨院 はりラックス五条

〒818-0125
　福岡県太宰府市五条4丁目5-50
　TEL：092-925-8914
　URL：https://www.shinq-compass.jp/salon/detail/2936
認定美容鍼灸師名：高田 喜行

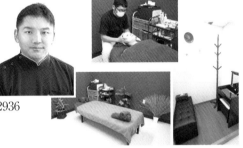

治療院名	所在地／電話番号／ホームページ／認定美容鍼灸師名
北海道	
鍼灸 colors	〒006-0851　北海道札幌市手稲区星置１条３丁目２番１号 イトーピア星置プラザ ANNEX 棟 1F ☎ 011-694-7778 ホームページ／ colors-sapporo.com 認定美容鍼灸師名／若林　大
おおさわはり灸整骨院	〒099-5172　北海道紋別市渚滑町元新 2 丁目 159-2（高等養護学校前） ☎ 0158-24-7206 ホームページ／なし 認定美容鍼灸師名／大澤　智
あかえばし鍼灸院	〒090-0801　北海道北見市春光町５丁目５番９号 ☎ 090-8273-3863 ホームページ／ http://akaebashi-shinq.com/ 認定美容鍼灸師名／赤江橋　裕子
夢眠母 (ムーミンママ)	〒090-0818　北海道北見市本町 5-6-16 ☎ 0157-61-7725 ホームページ／なし 認定美容鍼灸師名／山下 久美子・大野 法子
ナツメ堂鍼灸院	〒061-1417　北海道恵庭市駒場町 1 丁目 1-3 ☎ 0123-21-8988 ホームページ／ https://natsumedo.com/ 認定美容鍼灸師名：久保 大輔
桜木鍼灸治療院	〒070-0002　北海道旭川市新富２条２丁目１番 21 号 ☎ 0166-56-1919 ホームページ／ https://sakuragi-hariq.com/ 認定美容鍼灸師名：川畠 裕子
東北	
はり灸 NAO	〒981-0503　宮城県東松島市矢本字上沢目 111 ☎ 080-5573-8970 ホームページ／ https://harikyu-nao.com/ 認定美容鍼灸師名／石森 奈穂美
関東	
船堀ソレイユ鍼灸院	〒134-0091　東京都江戸川区船堀 6-2-19 ☎ 03-6796-1189 ホームページ／ https://funabori1189.com 認定美容鍼灸師名／丸山 晴嗣 ［分院］ はればれ整骨院・鍼灸院 〒134-0091　東京都江戸川区船堀 4-8-4　クレストⅠ 1F ☎ 03-5658-4976 ホームページ／ https://harebare-seikotsuin.net
鍼灸院 Harista31	〒130-0026　東京都墨田区両国 1-10-8　AI ビル 1F ☎ 03-6659-6229 ホームページ／ https://saito-harista31.net/ 認定美容鍼灸師名：齋藤 拓哉
鍼灸 hallico	〒180-0003　東京都武蔵野市吉祥寺南 2-5-3　石川ビル ☎ 090-6507-2231 ホームページ／ acu-hallico.net 認定美容鍼灸師名：秋山 ひとみ

治療院名	所在地／電話番号／ホームページ／認定美容鍼灸師名
はなみずき鍼灸整骨院	〒145-0065　東京都大田区東雪谷 3-28-3 ☎ 03-6425-6833 ホームページ／ https://hanamizuki-yukigaya.com 認定美容鍼灸師名：蔵方 三喜
A1 スポーツマッサージ治療院	〒150-0011　東京都渋谷区東 3-12-12　祐ビル 1F ☎ 050-8892-0123 ホームページ／ https://a1sportsmassage.jp 認定美容鍼灸師名：椿 貴浩
牧野鍼灸マッサージ院	〒231-0015　神奈川県横浜市中区尾上町 5-73　馬車道ビル 4 階後ろ ☎ 090-1662-2012 ホームページ／なし 認定美容鍼灸師名：牧野 悟之
たかはし治療院	〒255-0005　神奈川県中郡大磯町西小磯 757 ☎ 0463-61-8122 ホームページ／ http://www.takahashi-chiryoin.com 認定美容鍼灸師名：高橋 道明
ともしび鍼灸整骨院	〒270-2261　千葉県松戸市常盤平 5-12-15 　　　　　　　チェリービーンズマンション 101 ☎ 047-385-5055 ホームページ／ https://goko-nozomi.com 認定美容鍼灸師名：※藤田 香織
川上接骨院 鍼灸院	〒292-0804　千葉県木更津市文京 3-1-50　夢遇館1階 ☎ 0438-40-5961 ホームページ／ http://www.kawakamisekkotuin.com/ 認定美容鍼灸師名：※川上 達也、柳井 董
鍼灸サロン　人は花	〒304-0023　茨城県下妻市大串 714 ☎ 050-1808-5055 ホームページ／ https://hitowahana.com 認定美容鍼灸師名：上杉 亜希子
ハリーケア鍼灸整骨院	〒320-0043　栃木県宇都宮市桜 1-7-13 ☎ 028-623-1712 ホームページ／ https://www.hari-care1.jp 認定美容鍼灸師名：浜野 太樹
鍼灸サロン　ゆらぎ1	〒338-0001　埼玉県さいたま市中央区上落合 2-5-26　スカイビル 103 ☎ 048-711-4636 ホームページ／ https://hari-yuragi.com/ 認定美容鍼灸師名／※今井 良太、児玉 渚
中部・近畿	
甲斐ライフ鍼灸整骨院	〒400-0125　山梨県甲斐市長塚１４２−３ ☎ 055-287-8289 ホームページ／なし 認定美容鍼灸師名／後藤 誠司
まこと鍼灸院	〒529-1313　滋賀県愛知郡愛荘町市 811-2 ☎ 090-8880-8955 ホームページ／ www.facebook.com/makoto.acupuncture 認定美容鍼灸師名／野田 信

治療院名	所在地／電話番号／ホームページ／認定美容鍼灸師名
～鍼灸・整体サロン～ 高槻ゆがみ矯正療法院	〒569-0804　大阪府高槻市紺屋町7-6 コスミティ高槻302（駅前店） ☎ 090-8520-9574 ホームページ／ http://grace-shinkyu.com 認定美容鍼灸師名／稲葉 美幸
ゆうレディース鍼灸整骨院	〒546-0031　大阪府大阪市東住吉区田辺6-9-5 ☎ 070-1772-2883 ホームページ／なし 認定美容鍼灸師名／小田 祐子
レディース鍼灸サロン ハリアット	〒559-0024　大阪市住之江区新北島1-2-1 オスカードリーム1階 ☎ 066-686-8222 ホームページ／ hariatt.com 認定美容鍼灸師名／※中野 慎市
まんてん堂鍼灸治療院	〒633-0054　奈良県桜井市阿部13-1 ☎ 0744-35-1246 ホームページ／ http://www.mantendou.biz 認定美容鍼灸師名／的場 泰世
うめもと鍼灸整骨院	〒649-6417　和歌山県紀の川市西大井84 ☎ 0736-78-2622 ホームページ／ https://wakayama-harikyu.jp/ 認定美容鍼灸師名／梅本 桂久
中国・四国	
医療法人社団ゆずか こうざと矯正歯科クリニック	〒762-0032　香川県坂出市駒止町1-4-2 ☎ 0877-45-3710 ホームページ／ https://www.kouzatokyousei.com 認定美容鍼灸師名／上里 聡
えぐち鍼灸整骨院	〒780-0933　高知県高知市鏡川町86-13 ☎ 088-855-4510 ホームページ／ http://eguchi-kouchi.com/ 認定美容鍼灸師名／江口 典子
栗原鍼灸院	〒726-0012　広島県府中市中須町1704-1 ☎ 0847-45-5733 ホームページ／ kuriharahari.com 認定美容鍼灸師名／栗原 健二
BOOTH HAUS 1D NAOSU 整体院	住所：〒700-0977　岡山市北区問屋町8-101 ☎ 086-250-2459 ホームページ／ https://naosu.jp/lp/ 認定美容鍼灸師名／小原 浩憲
とよだ内科頭痛クリニック	〒693-0004　島根県出雲市渡橋町370-3 ☎ 0853-25-8833 E-mail:czutsu0403@gmail.com 認定美容鍼灸師名／豊田 元哉
九州	
aazvaasa （アーズヴァーサ）	〒810-0021　福岡県福岡市中央区今泉2丁目4-68-302 ☎ 090-7465-6150 ホームページ／なし 認定美容鍼灸師名／塚本 有希

治療院名	所在地／電話番号／ホームページ／認定美容鍼灸師名
はちどり鍼灸院	〒847-0055　佐賀県唐津市刀町1517 ☎ 0955-53-8371 ホームページ／ http://iwata8ri9in.com 認定美容鍼灸師名／岩田 章資
にれのき坂鍼灸院	〒861-8083　熊本県熊本市北区楡木2-10-67 ☎ 096-201-8430 ホームページ／ http://www.nirenokizaka.com/ 認定美容鍼灸師名／井口 浩二
鍼灸サロン PHILIA	〒862-0956　熊本市中央区水前寺公園1-24　キャッスル水前寺203 ☎ 096-240-2765 ホームページ／ http:// 鍼灸サロン philia.com 認定美容鍼灸師名／桐原 慎太郎
はりきゅう院 だん	〒899-2505　鹿児島県日置市伊集院町猪鹿倉461-16 ☎ 090-4519-8173 ホームページ／ http//www.harikyuin-dan.com 認定美容鍼灸師名：段 秀和
海外	
Alè espai de salut	〒8037　Pg.Sant Joan 196, 1er. 2a. Barcelona Spain ☎ +34-93-533-9090 ／ +34-692-351-098 ホームページ／ www.espaiale.cat 認定美容鍼灸師名／ MASANORI TAKANO

その他の認定治療院、認定美容鍼灸師は、一般財団法人 日本美容鍼灸マッサージ協会公式サイトに詳しく掲載されています／ www.j-face.jp

終 わ り に

　冒頭の「改訂にあたり」で述べたが、初版より4年が経過し、この間に国際美容鍼灸サミットが行われ、国際美容鍼灸学会という将来研究発表が活発になるであろう団体が立ち上がり、毎年研究発表が行われている。様々な美容鍼灸の考え方があり、それぞれ切磋琢磨されている。美容鍼灸がきっかけで鍼灸を初めて受けたという人は多い。初めて経験するものがクライエントにとって感動的なものであれば、よい印象となり継続されるし、あまり良くないと悪いイメージがつき広がらない。鍼灸を経験する入口の美容鍼灸が担っている第一印象は、良くも悪くもその方の鍼灸に対するイメージとなる。この鍼灸の第1印象となる美容鍼灸が美容鍼灸学会で切磋琢磨され、流派を越えて交流し、よりクライエント、国民、世界の人々の健康と美を担うものとして進化して行くことを願う。その際に筆者もまた進化し、さらに磨かれた書籍としていきたい。

　本著や私が会長を務める一般財団法人　日本美容鍼灸マッサージ協会、その会員が目指している世界は、「薬に頼りすぎず、健康で美しく笑顔で輝く社会を作り続ける。」である。鍼灸は西洋医学でカバーしきれない部分や相乗効果で貢献できるところが多々あり、まさに鍼灸でこの社会を作っていけると信じている。それにはまずは鍼灸を受けていただき、感動を覚え、これは私の未来にとって重要であると感じてもらうことが大事である。ここを担うのが美容鍼灸である。本著で

何度も述べているとおり美容鍼灸は治療であり、予防医学になる鍼灸の延長線にある。本著読者は、目先の症状にとらわれず、クライエントの問題を3レベルからアプローチし、全体を整えてクライエントを感動に導き、生涯の健康を守っていくかかりつけ医的な鍼灸師となっていただきたい。かかりつけ鍼灸院の先生となり、地域の健康を担い「薬に頼りすぎず、健康で美しく笑顔で輝く社会を作り続ける。」ひとりとなり世界の健康レベルを上げられたらと思う。この思いが実現され続けることを切に願っている。

令和元年6月吉日
自宅書斎より

一般財団法人　日本美容鍼灸マッサージ協会会長
鍼灸治療院　ブレア元町院長

上田 隆勇

【著者】

上田　隆勇　（うえだ　たかお）
一般財団法人　日本美容鍼灸マッサージ協会　会長
東西医学統合研究所　代表
美容鍼灸・難病・自律神経調整専門治療院　ブレア銀座・元町　院長

元救命病棟看護師。西洋医学の限界を感じ、鍼灸師となる。美容鍼の先進国、米国で学び、がん患者の体調と美しさを最期まで支える鍼灸師の存在に衝撃を受ける。その後、英国に渡り研究を重ね、日本特有の刺激の少ない鍼灸や経絡治療を融合したハリウッドスタイル上田式美容鍼灸®を開発。美容鍼灸をきっかけにまずは来院してもらい予防医学で鍼灸院に通ってもらい、笑顔、元気を沢山作るをコンセプトに、延べ7000人以上に指導、認定美容鍼灸師を800人以上養成。導入する鍼灸院の集客、単価アップ、リピートアップに貢献している。現在、「薬に頼り過ぎない社会作り」の理念の元、美容鍼灸の他、東西医学統合研究所を立ち上げ、西洋医学と東洋医学、双方のメリットを融合させた東西医学統合鍼灸を開発、指導を行っている。雑誌TVメディア取材60件以上。著書：処女作『小顔になる！「顔ツボ」1分マッサージ』（王様文庫刊）3万5千部超のヒット。その他、『美容鍼灸師が教える　5歳若返る　「顔ツボ」1分マッサージ』（ぶんか社刊）『3日で実感 最強！リンパストレッチ ダイエット』（秀和システム）などがある。

一般財団法人　日本美容鍼灸マッサージ協会
http://www.j-face.jp
美容鍼灸・難病・自律神経調整専門鍼灸院　ブレア銀座・元町
https://www.iblea.co.jp

美容鍼灸を始める専門家のための動画講座付きメルマガ
16日間集中　無料動画講座配信中
http://www.biyohari.jp/opt/index02.html
QRコードより動画講座付きメルマガを購読できます。

撮影協力
　モデル：綾瀬七七
　　　　　Manami

改訂版
鍼灸師・エステティシャンのための
よくわかる美容鍼灸

2019年　7月　7日	第1版第1刷発行
2021年　4月　14日	第1版第2刷発行
2025年　4月　18日	第1版第3刷発行

著　者　　上　田　隆　勇
©2019 Takao Ueda

発行者　　高　橋　考

発行所　　三　和　書　籍

〒112-0013　東京都文京区音羽2-2-2
TEL 03-5395-4630　FAX 03-5395-4632
info@sanwa-co.com
http://www.sanwa-co.com/
印刷／製本　中央精版印刷株式会社

乱丁、落丁本はお取り替えいたします。価格はカバーに表示してあります。
ISBN978-4-86251-388-5 C3047

一般財団法人　JFACe 日本美容鍼灸マッサージ協会　　認定美容鍼灸師養成セミナー情報

理論と実技を直接学び、自信を持って美容鍼灸ができるようになりたいあなたへ。

WFAS世界鍼灸学会発表
国際美容鍼灸学会発表
世界基準の美容鍼灸の定義準拠
国際ガイドライン準拠

JFACe公認 ハリウッドスタイル上田式美容鍼灸®
3日間集中 認定美容鍼灸師養成講座

北海道、仙台、東京、大阪、九州、沖縄、全国各地で随時開催中!!
★スケジュール詳細は協会のホームページでご確認ください。

本部開催では延べ600名を超える認定美容鍼灸師を養成、6000人指導実績のある上田式美容鍼灸®創始者上田が指導。また全国各地で、指導実績、経営実績がある講師が直接教えます。

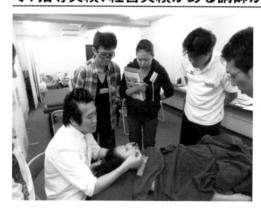

美容鍼灸に結果を出すためには、顔以外に、体の治療が重要。本治法、顔からわかる体調の東洋医学的判断、西洋医学的判断とその治療法、そして表情筋のバランスを考えた解剖学的アプローチで、わずか6～8本程度の鍼でしっかりと引き上がり、クライエントが喜びリピートを取れる結果のでる手技を学ぶ。また、すぐに臨床で使えるように、カウンセリング時の顔の見方、タオルテクニック、集客方法、メニューの作り方、相性の良い商材なども学ぶ。単に美容鍼灸技術を学ぶだけでなく、高額メニュー導入の考え方、方法を学びます。その結果、北海道、鹿児島など地方でも施術単価1万円が実現し、喜ばれています。

このセミナーはこんな方にオススメです

- ☑ 顔に100本刺鍼をしたくない、8本で引き上がるなら学びたい方
- ☑ 結果の出る美容鍼灸を身につけ、自信をもって施術をしたい方
- ☑ 内出血リスク、痛み、顔への鍼の数が少ない手技を学びたい方
- ☑ 顔だけではなく、全身治療（本治・経絡治療）も学びたい方
- ☑ 新規集客、リピート対策など美容鍼灸経営も同時に学びたい方
- ☑ 基本から応用まで学び、認定美容鍼灸師資格を取りたい方
- ☑ 美容鍼灸をはじめたいが何から始めたらよいかわからない方
- ☑ 高単価でも女性が喜ぶ、鍼灸メニューを新たに作りたい方

講座修了者の声

少人数ということもありかなり濃い内容の授業を受けられました。上田先生やスタッフの方の指導が手厚く、ほぼ1対1ということもあり、その場で質問ができ、きちんと理解をしながら進められましたし、実技の時間でもわからなくなったらすぐに聞けて一緒になって親密に教えて頂けたのでかなり身につけられたと思います。

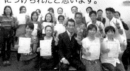

講座の申し込み等詳しくは、
一般財団法人 JFACe 日本美容鍼灸マッサージ協会の公式サイトをご覧下さい。
http://www.j-face.jp

セミナー詳細サイト→